スウェディッシュマッサージの教科書

大村滋
アーサーアカデミー代表

BAB JAPAN

はじめに

　セラピストに期待されることは何でしょうか？　こんな質問に対しては
たくさんの異なる回答があるでしょう。

　私だったら、あえて「クライアントとの間に信頼関係を築くこと」と答
えます。

　セラピー (therapy) は治療や療法を意味しますが、もともとは「付き添う」
を意味するギリシャ語が語源です。クライアントにとって自分の横に付き
添っているセラピストが信頼できなければ、施術を受ける気にはなれませ
ん。

　それではクライアントの信頼を確実なものにするためには何が必要で
しょうか？　それは技術の精度と、その技術を使う目的を明確にクライア
ントに理解してもらうことだと私は信じています。

　補完代替医療に分類されるハンドセラピー技法はたくさんありますが、
本書で扱うのはヨーロッパ式ボディマッサージの中核技術である、スウェ
ディッシュマッサージです。基本技術は 7 種類あり、それぞれ用途が異な
ります。

　その 1 つであるエフルラージュは、リラクゼーションを導きます。アロ
マボディマッサージ、フェイシャルトリートメント、リンパドレナージュ（リ
ンパ排出法）、アジアの伝統的トリートメントでも利用されています。スウェ
ディッシュマッサージの発展の歴史は年表（12 ページ）に表してあります。

　エフルラージュ技術は、日本語で「軽擦」と表現されることもあります。
そのため、クライアントの皮膚の表面を軽くさすりながらストロークすれ
ば、自然にリラクゼーションを得られると考えるセラピストがいるかもし
れません。

　私はセラピストであるあなたに、このレベルから1歩踏み出していただきたいと期待しています。セラピストの手による、クライアントの皮膚に触れる、ストロークを行う、特定の筋肉をひねる、あるエリアに圧を加えるなどの技術が、クライアントの生体にどのような生理的な反応をもたらすのか、そしてそれはトリートメントの目的と結果（効果や影響）とどのような関連があるのかを、クライアントに明確に説明できるセラピストになっていただきたい。必ずそうなれると信じています。

　スウェディッシュマッサージを学ぶ際に有利なことは、この技法が科学的な根拠の研究が進んでいるということです。あなたはその研究内容や成果に近づくことができるのです。

　ＥＢＭ（Evidence based medicine エビデンスベーストメディスン＝科学的な根拠に基づく医療）は現代社会では重要視される概念で、スウェディッシュマッサージはハンドセラピーの中で、最も近くにあります。

　本書はＥＢＭとしてのトリートメント技術をやさしく解説しました。スウェディッシュマッサージの普及は私のライフミッションであると確信しています。

　スウェディッシュマッサージの技術をすでに持ち、サロンで活用されている方、改めてマッサージの基本であるスウェディッシュマッサージを学びたい方、これからセラピストを目指す方など、さまざまな方に、本書はお役に立てていただきたいと思います。

スウェディッシュマッサージの教科書＊目次

はじめに……………………………………………………………… 2

プロローグ

身体とコミュニケーションするハンドセラピー……………………… 10
マッサージの歴史……………………………………………………… 12
スウェディッシュマッサージの特徴………………………………… 16
スウェディッシュマッサージを学ぶ意味…………………………… 17

第 1 部

スウェディッシュマッサージの生理学

第1章　人体に与える影響と効果

人体に与える影響と効果の例………………………………………… 20
体性－内臓反射………………………………………………………… 23
痛みの生理学…………………………………………………………… 27
抑制的トリートメント………………………………………………… 29
抑制的トリートメントのメカニズム………………………………… 30
トリートメントの間に圧を不適切に加えた場合…………………… 33
痛みのメカニズム……………………………………………………… 37

第2章　ストレスと疲労

ストレスがもたらすもの……………………………………………… 42
行動の３タイプと疾患………………………………………………… 43
最近の情報化、グローバル化がもたらしたもの…………………… 44
ハンス・セリエ博士によるストレスの定義………………………… 46

第3章　むくみへのアプローチ

「むくみ」について …………………………………………………… 50
病気が原因で起こるむくみ…………………………………………… 52

浮腫のメカニズム……………………………………………… 53
リンパ浮腫とは………………………………………………… 55
リンパマッサージを避ける場合……………………………… 56
体液のバランス………………………………………………… 57
超臨床のQ&A………………………………………………… 58
下肢静脈瘤とは………………………………………………… 60

第4章　免疫と体温調節

免疫と免疫の種類……………………………………………… 62
体温調整………………………………………………………… 66

第5章　皮膚科学

皮膚とは………………………………………………………… 70
皮脳同根………………………………………………………… 73
皮膚の構造……………………………………………………… 74
皮膚の断面構造………………………………………………… 75
表皮の成り立ち………………………………………………… 77
真皮の構造……………………………………………………… 80
皮膚の血管、神経、筋肉……………………………………… 82
皮膚の付属器官………………………………………………… 84
皮膚の生理作用………………………………………………… 87
肌タイプの特徴1　普通肌…………………………………… 89
肌タイプの特徴2　乾燥肌…………………………………… 90
肌タイプの特徴3　脂性肌…………………………………… 92
肌タイプの特徴4　混合肌…………………………………… 93
老化による皮膚のトラブル…………………………………… 94
皮膚の老化予防………………………………………………… 96
スキンチェックの方法と考え方……………………………… 98
皮膚は内臓の鏡………………………………………………… 100

第2部

スウェディッシュマッサージのテクニック

第1章　施術の準備

サロンのセッティング……………………………………… 106
施術者のスタンス・姿勢・動作……………………………… 107

第2章　スウェディッシュマッサージのテクニック61

Effleurage エフルラージュの技術 ……………………… 112

タイプ1　フラットで浅いエフルラージュ………………… 119
タイプ2　フラットで深いエフルラージュ………………… 120
1　把握持続型エフルラージュ……………………………… 124
2　把握断続型エフルラージュ……………………………… 126
3　リッジングエフルラージュ……………………………… 129
4　レイキングエフルラージュ……………………………… 129
5　手を固めたエルフラージュ……………………………… 131
6　ピンチングエフルラージュ……………………………… 132

Petrissage ペトリサージュの技術 ……………………… 133

1　縦方向の持続型ニーディング…………………………… 136
2　横方向の持続型ニーディング…………………………… 139
3　指ニーディング…………………………………………… 141
4　スクローリングニーディング…………………………… 142
5　サーキュラーニーディング・ダブルサーキュラーニーディング …144
6　ウェイブニーディング…………………………………… 146
7　ローリングニーディング………………………………… 147
8　ストレッチングニーディング…………………………… 148
9　ティッシュウ置き換えニーディング…………………… 149
10　リンギング………………………………………………… 150
11　ピッキングアップ ……………………………………… 153
12　スキンローリング ……………………………………… 155
13　シェイキング …………………………………………… 158

14　ロッキング ……………………………………………… 160
15　ミルキング ……………………………………………… 161

Percussion パーカッションの技術 ……………………… 162

1　タッピング…………………………………………………… 165
2　スラッピング……………………………………………… 166
3　ハッキング………………………………………………… 167
4　カッピング・クラッピング……………………………… 168
5　ホイッピングパーカッション…………………………… 169
6　ビーティング……………………………………………… 171

Friciton フリクションの技術 …………………………… 172

1　ソーイングフリクション………………………………… 176
2　ストレッチングフリクション…………………………… 177
3　プラニング・フリクション……………………………… 178
4　サルキソフ・シラシーニフリクション………………… 179
5　クロッシングフリクション……………………………… 180
6　リッジングフリクション………………………………… 181
7　シリアックスフリクション……………………………… 184
8　フリクションニーディング技術………………………… 185

Vibration ヴァイブレーションの技術 ………………… 186

タイプ1　直接的ヴァイブレーション……………………… 189
タイプ2　支持的ヴァイブレーション……………………… 191
胸部…………………………………………………………… 193
喉頭…………………………………………………………… 193
鼻……………………………………………………………… 194
四肢…………………………………………………………… 194

Compression コンプレッションの技術 ……………… 198

タイプ1　局所性コンプレッション………………………… 199
タイプ2　ポンピング………………………………………… 199
タイプ3　虚血性コンプレッション………………………… 200
トリガーポイント除去のメカニズム……………………… 201

Passive Stretching パッシブストレッチングの技術 ………… 202

    1　四肢の軸に沿ったストレッチング ……………………… 204

    2　可動域を利用したストレッチング ……………………… 205

    3　ストレッチングと指のパーカッションの組み合わせ …… 205

    4　局部的ストレッチング …………………………………… 206

第3章　コントラインディケーション（禁忌）

  コントラインディケーションとは？ ……………………… 208

  クライアントのニーズ・症状に応じたトリートメント ………… 211

第4章　シーケンス（各部位の施術例）

  背中 …………………………………………………………… 216

  首・肩・胸部 ……………………………………………… 220

  後脚 …………………………………………………………… 222

  前脚 …………………………………………………………… 224

  腕 ……………………………………………………………… 226

  腹部 …………………………………………………………… 228

  施術の終了 ………………………………………………… 230

エピローグ

  国際標準のセラピストを目指す ………………………… 232

  日本のセラピーと海外のセラピーの考え方の違い ………… 233

  国際標準のサロンセラピストには何が必要か？ ………… 234

  広がる商圏 ………………………………………………… 235

  地域の活性化とセラピー事業 …………………………… 236

おわりに ……………………………………………………… 238

巻末資料　コンサルテーションシート見本 ………………… 241

プロローグ

身体とコミュニケーションする ハンドセラピー

●現代人がさらされているストレスの脅威

　現代に生きる人々は、性別、年齢を問わず、さまざまなストレスにさらされています。たとえば、自らの行動や習慣が原因で起こるストレス、外部から不可抗力として降りかかってくるストレスもあるでしょう。そしてそれらは、自分で対応できる場合もあれば、自分では対応する術が見つからない場合などもあります。

　ストレスの連鎖は疾病にかかりやすい状態を生み出し、痛みの連鎖にも進む可能性があります。自分を取り巻くさまざまな情報は、必ずしも自分を守ってくれるわけではありません。

　人体は生身の存在で60兆個の生きた細胞が構成しています。このリアルな人間の体に対して侵襲性の低いトリートメントを施術する事によってストレスの緩和が可能です。スウェディッシュマッサージはその代表として学ぶに値する技法です。

●スウェディッシュマッサージの歴史

　マッサージの歴史は、古代文明までさかのぼります。中国で起こった黄河文明、インダス文明、エジプト文明、そしてギリシャ・ローマに代表されるヘレニズム文明のそれぞれにおいて人体の研究と疾病、けがに対する治療法の研究がなされてきました。

　映画「グラディエーター」の題材となったローマの剣闘士たちも、競技後にマッサージによるリハビリテーションを受けていたことが記録に残されています。彼らは、冷水・温水を利用したハイドロセラピーで筋肉の緊

張をほぐし、体調を整えていました。

　近代西洋医学の発展とともに、ハンドセラピーの技法は科学的な根拠に基づく療法としての研究が進み、医学的な措置の脇役のようなポジションを得るようになりました。イギリス、ロシアなどでは傷病兵に対するリハビリテーション目的のさまざまなセラピー技法が研究開発され、理学療法の確立に貢献しました。

　植物から抽出した精油を利用するアロマセラピー、リンパ排出に特化したリンパドレナージュなどにおいても、ハンドセラピー技法は中核の技術として利用されています。これらヨーロッパ式のハンドセラピー技法を、一般的にスウェディッシュマッサージと呼んでいます。

　研究開発の歴史の中で、一時期スウェーデンが果たした役割が大きかったことからスウェディッシュマッサージとの呼び名が一般的になりました。これは広い意味で、ヨーロッパ式マッサージと同じ技法と考えてよいでしょう。今日では補完代替医療としての認知度が確立し、国によっては、チーム医療の中にマッサージセラピストが参加することもあります。

　さまざまな国のたくさんの研究者、医師が参加し、今日のスウェディッシュマッサージの形ができあがってきたのです。

マッサージの歴史

BC 3000 年頃　中国の Toa-Tse の功夫にマッサージについての記述がなされていた。
　　　　　　　（紀元 1700 年代にフランスで翻訳された。）

BC 2760 年　　中国のネイチンが肌に触れることの治療効果について記述した。

BC 2500 年頃　エジプトでリフレクソロジーが始まった。

BC 2000 年頃　マッサージについて最初の書物。

BC 1800 年頃　インドのアユルベーダ医学にマッサージ技術が記述されていた。インドでは性感に対するマッサージに焦点が当てられていた。アユルベーダは生命の科学を意味し再生、自制、救済、魂、生命の目的、精神的健康の維持、病気の予防と治療とに関するものです。

BC 1600 年頃　エジプトでがん治療のための最初の化学療法の記録があります。

BC 1555 年　　エジプトで全ての病気のタイプと治療法についての医学書がかかれました。今日のアロマセラピーやハーブ治療の方法に似ています。

BC 1000 年頃　ギリシャのホメロスがマッサージのためのオイル利用について記述しました。

BC 776 年　　古代オリンピック競技で選手は競技の前にマッサージを行っていました。

BC 500 年　　ギリシャのヘリディクスが体操による治療について記述した。彼は医学体操の創始者であると考えられます。

BC 460 年　　ヘロディクスはヒポクラテスに講義。捻挫、脱臼に摩擦を利用。ギリシャ語で「アナトリプシス」は摩擦を意味します。病気の原因は自然的なもので、人体には自然治癒力があると考えました。

BC 200 年　　ギリシャ人の医師ガランが治療のために天然磁石を利用した。

BC 200 年　　『フアンジネイジン』は現存する最古の中国の基本医学書で、按摩についての記述が 30 箇所以上で見られます。

BC 100 年　　ローマ時代にジュリアス・シーザーは神経痛、癲癇の治療にマッサージセラピーを行いました。毎日苦しんでいたと考えられます。

BC 90 年　　　中国で鍼灸が始まる。

BC 25 年　　　ローマの療法士アウルス・コルネリウス・ケルシウスは 8 巻からなる医学書を記述しマッサージについても多く語っている。

紀元 130 年　　ギリシャ出身のガランはローマの剣闘士養成学校の療法士をしていたが、試合前にマッサージを行ったと手技施術書に記述している。

紀元 100 年代　中国で最初のマッサージ学校設立。

589 年	中国の隋王朝時代にはマッサージによる治療の知識を持っていた。
600 年代	日本で指圧が始まる。
1037 年	ペルシャのアヴィセンナ医師が最初にバラのエッセンスを蒸留したのは十字軍だったと記述。
1368 年	中国の明王朝時代に「推拿」と紹介された子供のためのマッサージを行っていた。
1569 年	ギロラモ・メルキィアーレは最初のスポーツ医学書を著した。
1564 年	フランシス・ベーコン卿はマッサージが血行改善に効果があることを認めた。
1608 年	ジョバンニ・アルフォンソ・ボレッリは筋肉の収縮の研究を行った。
1660 年	プロシャ王の医師であったフリードリッヒ・ホフマンは皇族にマッサージとジムを奨めた。
1742 年	イギリスの医師ジョン・グロスベ・ナーは手技によるヒーリングを行った。
1776 年	ペール・ヘンリック・リンクはフェンシングで受けた腕の治療にマッサージを研究した。ジム治療を開発した。
1800 年代	レイキは古代チベットに源が遡ると思われるが、臼井みかお博士が発展させた。
1813 年	ペール・ヘンリック・リンクはストックホルムに王立ジムセンターを開いた。
1828 年	米国のアンドルー・テイラー・スティルが整骨術を始めた。
1837 年	リンクの弟子のM．レロンがロシアのサンクトペテルブルクへ動作治療を持ち込む。
1839 年	オランダでヨハン・メッツガーが医学マッサージを医学会に紹介。エフレラージュ、ペトリサージュ、タポーテメンなどの用語の使用が始まる。
1850 年代	スウェーデンで勉強したアメリカ人兄弟ジョージ＆チャールズ・テイラーがニューヨークで科学的マッサージセラピーを紹介。
1852 年	バトルクリーク療養所のジョン・ハーベイ・ケロッグはマッサージとハイドロセラピーを開始。著書『Good Health』
1879 年	ダグラス・グラハムがロミロミとマッサージの歴史について記述。
1880 年	ニューヨークの医学博士メアリー・パットナム・ジェイコブとヴィクトリア・ア・ホワイトは貧血症のためのマッサージとアイスパックの効用を研究。
1894 年	イギリスでマッサージ師協会が設立。マッサージ教育に必要な内容とカリキュラムを制定。
1895 年	ジークムント・フロイトはヒステリー症治療にマッサージセラピーを利用。無意識下に体内に埋め込まれたものとは人は対決しないと主張した。

1895 年	ハーベイ・ケロッグ著『The Art of Massage』
1899 年	ウイリアム・ベネット卿がロンドンでセントジョージ病院において マッサージ局を設立。
1800 年代	カナダでマッサージが始まる。痛み、ストレスに即効性がある。
1900 年	アルバート・ホフ著『マッサージ技術』
1900 年代初期	村井次郎が血行促進技術を開発し、メアリー・リノ・バーマイスター が米国に紹介。
1900 年代初期	オーストラリアの俳優F．M．アレクサンダーがアレクサンダー技 術を開発。
1907 年	エドガー・フェルディナンド・シリアがリンクのスウエーデン・ムー ブメント治療と機械的療法を利用。
1907 年	シカゴのカイロプラクターがナプラパシー療法を開始。結合組織に 関係。
1913 年	ウイリアム・フィッツジラルド博士がリフレクソロジーを再発見。 ゾーンセラピーと命名
1917 年	ロンドンのセントトーマス病院のジェームズ・メンネルがムーブメ ント、触診、マッサージを用いて物理療法を実施。傷病兵のリハビ リテーションにスウェディッシュマッサージが利用された。
1927 年	ニューヨーク州医学マッサージセラピスト協会設立。
1929 年	ドイツの物理療法士エリザベス・ディックが結合組織マッサージを 開発。
1930 年代	病院にマッサージを行う理学療法士の配属が広まる。
1930 年	スタンレー・リーフが神経筋肉セラピーを開発。
1932 年	デンマークの生理学者エミル・ボダールがマニュアル・リンパ・ド レナージュを開発。
1934 年	フロイトの弟子のウイルヘルム・ライヒがソマトテクニックを筋肉 防御反応緩和に利用。 　呼吸、ムーブメント、物理療法を利用し筋肉の緊張に反応する精神 不安を治療した。この研究から後にアレクサンダー・ローウエンが 生体エネルギー療法を開発。
1937 年	フランス人科学者レーネ・モーリス・ガットフォッセがエッセンシャ ルオイルの治癒力の研究を開始。オイルの抗菌性について著し、ア ロマセラピーとして確立。
1939 年	フロリダ州マッサージセラピー協会が州議会のマッサージ法制定後、 設立。
1940 年	英国の整骨医ジェーム・シリアックスが深横軸摩擦を開発。
1943 年	シカゴ・アメリカマッサージ師協会が設立。後にアメリカマッサー ジセラピー協会に発展。（AMM）

1949年　　AMMがマッサージ登録法を制定。
1944年　　ハロルド・ストームスが線維嚢胞小結合のための治療を開発。
1950年代　フランシス・タッパンとガートルード・ベアードがマッサージ技術について著す。
1952年　　ジャネット・トラベルがトリガーポイントを研究。
1952年　　星野ともぞう博士が星野セラピーを開発。アルゼンチンの公式医学セラピーとなる。
1956年　　マーガレット・ノットとゴロシー・ヴァスが神経・筋肉の自己受容促進を著す。
1960年代　アルバート・ボームガートナーが陸上競技にマッサージを利用。
1964年　　カイロプラクターのジョージ・グッドハートが応用運動生理学を確立。
1966年　　レイモンド　ニモ著『受容体正常法』。有毒発生ポイントを研究した。
1960年代　ジョン・バーンズが筋・筋膜（myofascial）リリースを開発。
1971年　　ジョン・ピエラルコス博士がコアエネルギー療法を開発。生体エネルギー療法に心霊的な観点を加えた。
1972年　　モシェ・フェルデンクライス著『ムーブメントを経由する認識』。1949年の『人体と成熟した行動』の続編。F．M．アレクサンダーの研究に基づく感覚認識とムーブメント再教育の研究。
1973年　　整骨・鍼灸師のフリッツ・スミス博士がゼロバランシング療法を開発。
1976年　　ボニー・プルーデンが筋肉セラピーを開発。
1977年　　ジュディス・アストンがアストン・パターニング（ロルフィングの一形式）を開発。
1978年　　ジョセフ・ヘラーがヘラー療法（ロルフィングの一形式）を開発。
1978年　　ビル・ウイリアムズがソマ、神経・筋肉統合を開発。
1980年代　ボディワークとマッサージ整体士協会が設立。
1980年代　ハロルド・ダルがワッツを開発。
1980年代　英国のスポーツリハビリテーション師のスチュアート・タウがタウ治療法（軽組織開放）を開発。
1983年　　ジャネット・トラベル、デイビッドシモン共著『Myofascial 痛と機能障害』。
1990年　　アメリカリューマチ大学がFMS（fibromyalgia シンドローム）を定義。
1991年　　タッチ研究所が設立。
1992年　　国家資格制度。
2001年　　ミネソタ州でCAM法実施。

スウェディッシュマッサージの特徴

　本書はツルチャニノフ博士（Dr.Tsuruchaninov。米国）による医学書『Therapeutic Massage』『Medical Massage1』『Medical Massage 2』の内容を参考にしています。それによりスウェディッシュマッサージが科学的な根拠との関連が深いことを読者にご理解いただけるでしょう。

　人体を構成する60兆個の細胞に働きかけるという意味において、エネルギー線に働きかけるインド医学や中国医学、さまざまな国で発展してきた民間伝統医療とはスタイルが異なります。Evidence Based Medicine(EBM＝エビデンスベーストメディスン。科学的な根拠に基づく医学)に沿って研究が重ねられてきました。

　スウェディッシュマッサージはBody-Mind-Spiritのバランスを目指す補完代替医療の一角を担っています。その技術の特徴はさまざまなセラピー技法との親和性が高いことにあります。

アロマボディマッサージ、リンパ排出法、理学療法、ハイドロセラピー等の西洋医学系のセラピー技法のみならず、アユルヴェーダトリートメントやハワイアンロミロミ、バリニーズマッサージ、タイマッサージに代表される強圧を利用するセラピーにも、スウェディッシュマッサージの技術が利用されています。

　スウェディッシュマッサージは手技を使った技法であることから、プロのセラピストのみならず、一般の方も技術習得へのアプローチが可能です。実際にご家庭で家族のためにトリートメントを行えれば、ストレスや痛みを軽減し、免疫力を高める等、さまざまなメリットが期待できます。

スウェディッシュマッサージを
学ぶ意味

　ハンドマッサージは「最も安価な療法」と表現されることがあります。自己治癒力を高める助けとなることで、投薬や外科手術などが必要となる疾病を予防し、回復を早める助けとなることが期待されます。

　国家的な課題としてもたびたび議論されていますが、疾病予防が家庭の医療費支出を下げることも期待されます。これは生涯を通し、家族の暮らしにとって非常に大きな意味を持ちます。平均寿命が延び、超高齢の現代社会では、運動や栄養バランスに加え、疾病を予防するために一人一人が日常の暮しの中でできることがあります。

　現代社会は変化のスピードが速く、私たちは日常の暮しの中でも、「ついていけない」と思うことがあります。そのため恒常的にストレスにさらされている、ストレスへの対応法がわからない方もたくさんいます。自己評価が低くなり、自分ができる以上のことをやろうとして、さらにストレスの連鎖から逃れられなくなってしまうケースもあります。

　スウェディッシュマッサージが発揮する受容性は、そのようなストレスを緩和します。誰もが自分の体重を支え、自分の足で地面に立っている、真の自立を確立するお手伝いができます。

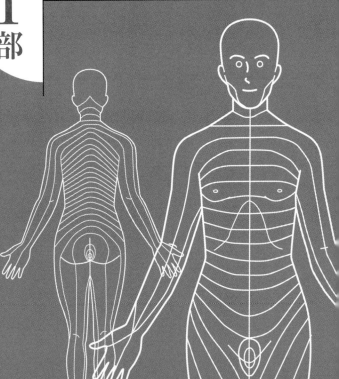

第1部

スウェディッシュマッサージの生理学

第1章　人体に与える影響と効果

骨格筋の痛みを訴えるクライアントはたくさんいます。本章では、ニーディングを中心としたトリートメントメニューを提供する際のヒントを提示しました。

人体に与える影響と効果の例

　スウェディッシュマッサージはクライアントの心と体の不調を解消し、疾病を予防する可能性があります。これはマッサージテクニックが、実際に人体にどのように働きかけているかで、伴う効果も変わってきます。

又、皮膚に存在する感覚受容器と呼ばれる神経終末を変形させることで様々な神経信号を中枢神経（脊髄、大脳）に送ります。中枢神経は内臓や運動器官に対して神経信号を返します。この反射と呼ばれる仕組みも重要なテーマです。効果は次の3つに大別されます。

①機械的効果

　体に対して直接的にさまざまな力（張力、曲げる力、はさむ力、ねじる力、圧力など）を加えます。

　副交感神経主導の状態に導くことで緊張緩和、ストレス軽減、リラクゼーション、不安の解消、鬱状態の緩和が期待できます。マッサージにより皮膚の感覚受容器が変形され神経信号が発生し大脳に向かいます。慢性痛などの痛みを伝える神経信号はそれよりも遅い速度で大脳に向かいますが、既に大脳にはマッサージが生み出した信号が先に到着しているので大脳が痛みを認識することが出来ず一時的な疼痛緩和がもたらされます。副交感神経主導により筋線維の緊張が緩和します。同時に血管径が拡張し血流が増加し、乳酸などの疲労物質の除去や筋肉の過度の緊張の緩和に効果があります。

②反射的効果

　体に対して間接的に神経システム、内分泌システム等に作用します（反射とは体に加えられた刺激に対する自律神経の無意識な反応のこと）。

皮膚分節（デルマトーム）と脊髄分節との相関を利用し、マッサージが内臓や運動器官に様々な影響を与える事が期待されます（血圧の低下、心拍数低下、血流増加　、リンパ流の増加、古くなった皮質の剥離、消化システムを刺激、排尿システムを刺激等）。

③精神学的影響

副交感神経主導により幼児が母親の胸に抱かれているような安心感がうまれ（大切にされている感覚）、日常のプレッシャーからの解放につながります。サロンを訪れたクライアントにとって最も大きな顧客価値の1つであるといえます。

●基本的な技術

スウエディッシュマッサージの基本技術は次の6種類です。

1. エフルラージュ（仏語）
2. ペトリサージュ（仏語：英語ではニーディング）
3. フリクション（英語）
4. タポートメン（仏語：英語ではパーカッション）
5. シェイキング・ヴァイブレーション（英語）
6. ストレッチング（英語）

これらはそれぞれ異なる目的を持ち、実際のトリートメントでは施術する体の部位、状態に応じて単独または複数を組み合わせて行います。詳しくは第2部第2章をご覧ください。

●血流に与える影響

スウエディッシュマッサージの効果が最も期待される点は血流に与える影響です。体内の血流には動脈流と静脈流の2種類があり、それぞれに役割を持っています。

動脈流は、肺が取り込んだ新鮮な酸素を体全体に運搬し、細胞に届けま

す。酸素が十分に供給されないと、さまざまな悪い影響があります。たとえば、筋肉の緊張が緩和されなかったり、痛みが持続したりします。

　また、口から摂取した水分やさまざまな栄養素も消化吸収され、血流によって体全体に運搬されます。脳や内臓から分泌されるいろいろなホルモンも、動脈流がさまざまな器官へと運んでいます。

　免疫システムの担い手としても、動脈流は重要な働きをしています。外部から体内に侵入した抗原（ウイルス、バクテリア等）と戦ってくれる抗体や食細胞は、動脈流が運搬しているのです。そして体温も、体の最も内部から動脈流によって体全体に運搬されています。

　静脈流が果たす役目にも触れておきましょう。動脈流が全身に送った酸素は細胞で使われて二酸化炭素となり、静脈流によって肺から体外へ排出されます。細胞から出た水分の90％は静脈に再吸収され、残りの10％はリンパ管システムに吸収されます。

　細胞活動の結果、生じた老廃物は静脈やリンパ管に再吸収され、心臓を経由して腎臓などに運搬され、処理されます。

　局所的な炎症箇所に影響を与えている痛み物質も、静脈流がその場所から運搬してくれることで痛みの緩和に関係します。

　このように血流が果たす役割は本当にたくさんあります。

　よって、スウエディッシュマッサージが血流をスムーズにし、血流量が増大すると、これらの働きが正常に維持されます。スウェディッシュマッサージは、私たちの健康維持にとって非常に大きな意味があるといえるのです。

　ただし、高血圧の方、心臓疾患のある方、血栓や動脈瘤、静脈瘤のある方にとって、血流の増加は危険な場合があります。必ず医師に相談し、指導を受けることが必要です。

　そのため、スウエディッシュマッサージの禁忌について正しく学ぶことが必要です。第2部第3章に詳しく記載しています。

体性―内臓反射

　中枢神経（大脳・脊髄）と末梢神経を構成する体性神経（筋・骨格システム）、および自律神経（交感神経・副交感神経システム）と皮膚のデルマトーム（皮膚分節）との間には大きな関係があります。24ページの図はそのイメージです。

脊髄神経の知覚領域

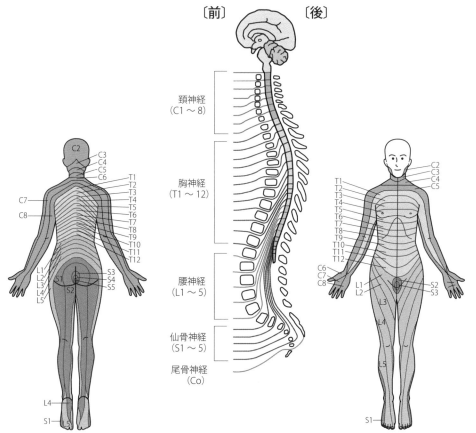

自律神経のはたらき

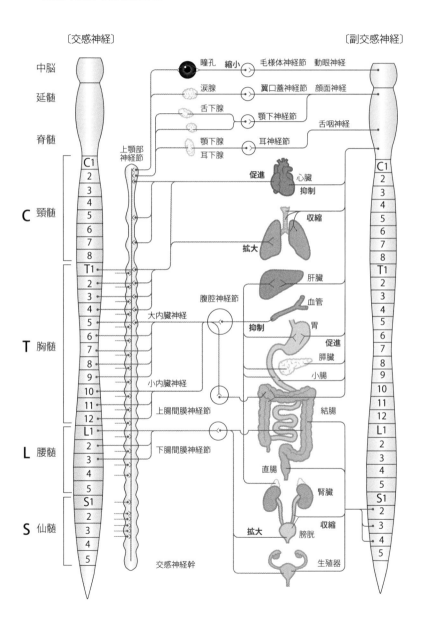

〔交感神経〕　　　　　　　　　　　　　　　　　　　　　　　〔副交感神経〕

中脳　　　　　　　　　　　瞳孔　縮小　　毛様体神経節　動眼神経

延髄　　　　　　　　　　　涙腺　　　　　翼口蓋神経節　顔面神経

脊髄　　　　　　　舌下腺　　　　　　顎下神経節

　　　　　上顎部　　　　　　　　　　　　　　　　舌咽神経
　　　　　神経節　　　　　顎下腺　　　　　耳神経節
　　　　　　　　　　　　　耳下腺

　　C1　　　　　　　　　　　　　　　　心臓
　　2　　　　　　　　　　　促進
　　3　　　　　　　　　　　　　　　　抑制
　　4
C 頸髄 5　　　　　　　　　　　　　　　　収縮
　　6
　　7　　　　　　　　　　拡大
　　8

　　T1　　　　　　　　　　　　　　　　肝臓
　　2
　　3　　　　　　　　腹腔神経節　　　　　　血管
　　4
　　5　　　　　大内臓神経　　　　抑制　　　　胃
T 胸髄 6　　　　　　　　　　　　　　　　促進
　　7　　　　　　　　　　　　　　　　膵臓
　　8
　　9　　　　　小内臓神経　　　　　　　小腸
　　10
　　11　　　　　　　　　　　　　　　　結腸
　　12　　　　　上腸間膜神経節
　　L1
　　2　　　　　下腸間膜神経節
L 腰髄 3
　　4　　　　　　　　　　　　　　　直腸
　　5
　　S1　　　　　　　　　　　　　　　腎臓
　　2
S 仙髄 3　　　　　　　　　　　　　　　収縮
　　4　　　　　　　拡大　　　膀胱
　　5　　　　　交感神経幹　　　　　　生殖器

　　C1
　　2
　　3
　　4
　　5
　　6
　　7
　　8
　　T1
　　2
　　3
　　4
　　5
　　6
　　7
　　8
　　9
　　10
　　11
　　12
　　L1
　　2
　　3
　　4
　　5
　　S1
　　2
　　3
　　4
　　5

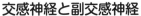
交感神経と副交感神経

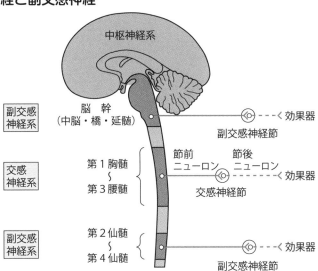

体性神経と自律神経

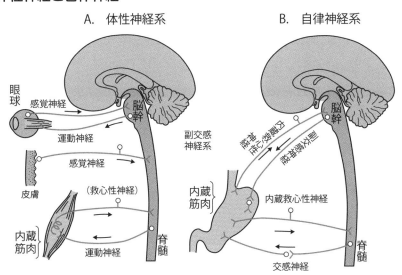

A. 体性神経系　　　B. 自律神経系

自律神経系は循環、呼吸、消化、排泄などの自立機能を調整します。体性神経系は骨格筋の収縮、皮膚・骨格筋・関節などの感覚を調整します。いずれの神経系も情報を中枢神経との間でやり取りしています。

　脊髄神経には脊髄分節とよばれる知覚領域があり、頸神経、胸神経、腰神経、仙骨神経、尾骨神経の分節から構成されています。それぞれの分節は相対する皮膚分節からの情報を受け取ります。

　これにより、ハンドセラピーのトリートメントによって、皮膚に存在する感覚受容器を刺激することで生まれた信号が、神経線維を経由して脊髄に達します。すると、脊髄分節が調整する自律神経（臓器）や体性神経（運動・感覚）に、間接的に影響を与えることがあります。

　内臓疾患は皮膚下に反射区を形成していることがあるため、トリートメントによって、痛みを伴うことがあります。ハンドセラピーによって皮膚の反射区のトリートメントを行うと、間接的に内臓に働きかけることが可能と考えられます。

痛みの生理学

　痛みとマッサージセラピーとの関係は非常に重要で、圧はマッサージセラピストが痛覚システムに影響を与えることのできる大切な手段です。適切な強さの圧の利用はクライアントのためになり、反対に不適切な圧の利用はクライアントの健康を損ないます。

人体の皮膚上の痛覚閾値の図

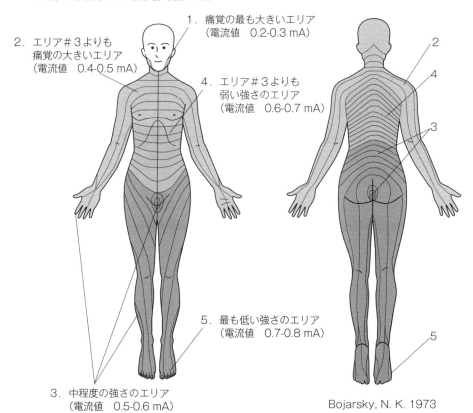

1. 痛覚の最も大きいエリア
（電流値　0.2-0.3 mA）

2. エリア＃3よりも
痛覚の大きいエリア
（電流値　0.4-0.5 mA）

4. エリア＃3よりも
弱い強さのエリア
（電流値　0.6-0.7 mA）

5. 最も低い強さのエリア
（電流値　0.7-0.8 mA）

3. 中程度の強さのエリア
（電流値　0.5-0.6 mA）

Bojarsky, N. K. 1973

　活動電位（神経インパルス）は自由神経終末の中に発生し、2種類の神経線維を経て中枢神経に伝導されます。2種類とは、無髄C線維と有髄A線維のことです。

　無髄C線維は細く、活動電位を低速で伝導します（約0.5-2 m/秒）。対して有髄A線維は太く、活動電位を高速で伝導します（約12-30m/秒）。

　つまり痛みには2種類あるということです。それは、「速い痛み」と「遅い痛み」です。速い痛みは鋭く、痛みの箇所が明確です。遅い痛みは鈍く、うずくようで、局在ははっきりしません。

　慢性の内臓痛または体性痛の場合は次のようになります。

　マッサージは皮膚の感覚受容器を変形させ、活動電位を引き起こします。この活動電位は、遅い求心性神経線維を経由して伝導される慢性痛刺激よりも、はるかに速い速度で増幅して中枢神経に向かいます。

　そのような場合、視床下部の活動は抑制され、慢性痛刺激の絶え間ない攻撃が原因で、より過剰刺激となっていた大脳皮質を抑制し、痛みを感じにくくします。

　自由神経終末からの情報は連続した神経信号となります。活動電位は求心性感覚経路の一部である、A及びC線維に沿って増幅します。痛みに関する感覚情報はすべて、外側脊髄視床路にある脊髄の後角を経由して中枢神経システムに伝達されます。

　マッサージセラピストは患者の痛みを抑えてコントロールするために、4種類の手段が利用可能です。それは、①抑制的トリートメント　②圧の逓増　③ヴァイブレーションの常用　④中枢制御トリガーです。

抑制的トリートメント

　抑制的トリートメントとは、痛みは大脳皮質が認識しますが、この大脳皮質のはたらきを抑制する施術のことです。

　抑制的トリートメントには1つのゴールがあります。それは、ソフトティッシュウと筋骨格内の痛みと緊張を緩和することです。抑制的トリートメントに属するすべてのストロークは1つの共通原理で統一されます。

　たとえば、利用する圧は中程度です。同時に患部へのマッサージの影響を持続します。なぜなら、トリートメントにより発生する神経は瞬時に働きが低下するからです。一定の時間トリートメントを継続することで、神経信号を繰り返し中枢神経に伝達することができます。

　抑制的トリートメント施術中にはいかなる侵害性刺激（クライアントの状態を悪化させる性質の刺激）を加えてはなりません。抑制的トリートメントを効果的に実行するには、マッサージセラピストは2種以上のマッサージ技術を利用し、トリートメントを何度も繰り返す必要があります。

　その場合、エフルラージュ、軽い持続的ヴァイブレーション、遅いフリクションとニーディング、軽いコンプレッション技術を利用できます。反対にパーカッション、断続的ヴァイブレーション、強いニーディング、または強いコンプレッションは利用しません。

　抑制的トリートメントのメカニズムでは、下部および上位運動中枢に発生した上向性神経インパルス（＝中枢神経に向かう）の量は減少し、反射的防御緊張は徐々に消滅し、病変箇所の緊張はかなりの程度減少します。

抑制的トリートメントで効果のあるもの

　1 術後痛　2 癌性疼痛　3 灼熱痛（焼けるような痛み）の軽減

抑制的トリートメントのメカニズム

【マッサージトリートメントの開始時の神経生理学的なイベントの連鎖】

　マッサージトリートメントの開始時と、途中とでは、刺激の伝わり方が変わっていきます。まず、開始時は下の図の順番で伝わります。

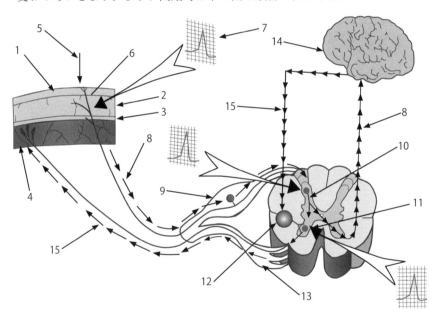

1．皮膚
2．皮下組織
3．筋膜
4．骨格筋
5．マッサージによる最初の刺激
6．末梢感覚受容器
7．標準的な活動電位
8．求心性感覚インパルスのフロー（流れ）
9．後根

10．中継ニューロン
11．下位運動中枢
12．外側脊髄皮質と赤核脊髄路
13．腹根
14．上位運動中枢
15．遠心性運動インパルスのフロー（流れ）

抑制的トリートメントを継続することによる神経生理学的な変化

　トリートメントを開始し、圧を徐々に増加すると、痛みの伝わりがだい
ぶ軽減されます。下の図は、痛覚刺激をブロックする状態を示しています。

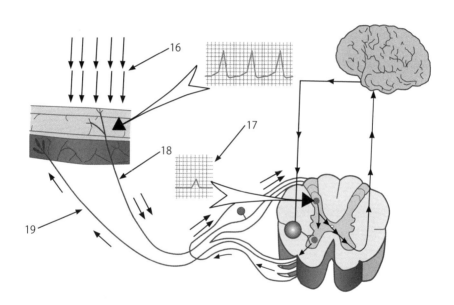

16. 抑制的トリートメントの継続
17. 活動電位発生の減少が原因の求心性感覚インパルスの脱電極
18. 抑制的トリートメントによる求心性感覚インパルスの弱いフロー
19. 遠心性運動インパルスの弱いフロー

圧を加える際はゆっくりと徐々に行う必要があります（漸増）。徐々に圧を加えることで施術者はＣ神経線維に刺激を与え、遅い痛みシステム（Ｃ神経繊維）と速い痛みシステム（Ａ神経線維）の信号間の不均衡を作り出します。それぞれの速度が違うことで大脳に混乱が生じ、痛みを認識しにくくなるのです。

この場合のみ、マッサージトリートメントの生理学的効果が期待できるといえます。

さらに持続的ヴァイブレーションによる刺激を与え続けると、Ａ線維とＣ線維が活性化されます。しかし速い痛みシステムは強い痛み抑制システムより早く順応できるレベルに到達し、一方遅い痛みシステムは依然発火を続け、痛みが継続します。

トリートメント中の、もう１つの痛覚抑制の重要なメカニズムは、中枢制御トリガーです。中枢制御トリガーとは「ゲートコントロール理論」で説明されている中枢制御部分を活性化することです（ゲートコントロール理論は学術的には確証されていないが、痛覚コントロールにおいては重要視されている）。

クライアントがマッサージ療法を理解し、ゆったりとして深い呼吸パターンを行い、筋肉をリラックスし、何か別のことを考え始めると、中枢性制御トリガーシステムが活性化され、ある程度痛みをコントロールできます。

セラピューティックマッサージは、リラクゼーションマッサージと予防マッサージ、メディカルマッサージの中間に位置しており、予防と医学的な対応の両方を満たしています。したがって、線維筋痛症、糖尿病性またはアルコール性神経症、灼熱痛、癌などのケースにおける全身痛のコントロールに役立つ可能性があります。

トリートメントの間に圧を
不適切に加えた場合

　圧の強さがクライアントの痛覚閾値（27 ページ）に応じて調整されなかった場合、次の3つの反射的防御メカニズムが働きます。それは、①反射消失、②速い痛みのシステム、③筋紡錘受容体の間接的な活性化です。

①反射消失

　反射消失とは、無意識に起こる身体的な反応がなくなってしまうことです。トリートメントの最中に継続的にこれが活性化すると、防御的筋緊張の形成（刺激による痛みを防ごうと体がこわばる）、過緊張障害の進展（過度な緊張が続くことで頭痛や疲労、メンタルなど心身にさまざまな問題を引き起こす）の原因となり、結果的にすべての努力が無となります。

②速い痛みのシステム（あるいは" A "神経線維）

　もし相応する調整なしに敏感なエリアに侵害性刺激（強い圧）を加えると、遅い痛みシステムと速い痛みシステムとの間のバランスは後者の方へ移行します。「ゲートコントロール理論」によれば、膠様質は「ゲート」を開き、T細胞は神経インパルスを発生させ、脳に到達して痛覚を形成します。

　この一連のイベントの次の要素は、脳の運動皮質の活性化で、侵害性刺激が与えられたエリアに対して遠心性運動インパルス（大脳から運動器官に命令を伝える神経信号）が放電されます。遠心性運動インパルスの放電は防御的筋緊張を形成し、患部の緊張を高める原因となります。

③筋紡錘受容体の間接的な活性化

　突然の鋭い痛みは反射消失の原因となります。運動インパルスの放出は筋収縮を起こし、局所的な緊張を増加させます。

反射消失と特に速い痛みの活性化は、防御的筋緊張形成に関わっています。ソフトティッシュウ特に骨格筋を容易に損傷してしまいます。筋紡錘受容体の間接的な活性化は筋収縮の生理により、ネガティブな影響を与えてしまいます。

　このことは新たなトリガーポイントの形成、または医学的な状況を悪化させます。よってメディカルマッサージを実施する、特に「虚血性コンプレッション技術」を利用するセラピストにとって、極めて重要です。

強い圧を正しく行う場合の一般的なルール

1．クライアントに対して常に、ゴール（目的）とトリートメント方法を説明する。クライアントはトリートメントの最中、セラピストに協力する。両者ともパートナーシップのもとで行動し、トリートメントの効果の最大化を図る。

2．親指先または人差し指先をソフトティッシュウにゆっくりと押さえることで、マッサージエリアのクライアントの痛覚閾値を定義する（痛覚を感じ始める圧、触覚のレベルを確定する）。

3．すべてのトリガーポイントまたは、他のタイプの痛むエリア（筋硬症）の正確な位置を特定する。セラピストはすべての組織内のトリガーポイントを検出する能力がなくてはならない（皮膚、骨格筋、骨膜）。

4．敏感で痛みのあるエリアに最初に触れる場合、クライアントの不安を軽減するために、優しく中程度の圧のエフルラージュストロークから始める。

5．抑制的トリートメントに属するエフルラージュ、用心深いフリクション、遅いニーディングなどで、マッサージエリアの準備を整える。同

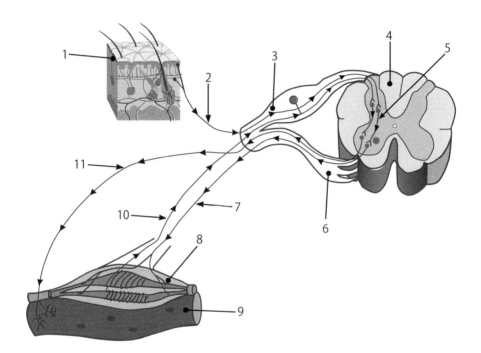

1. 低い痛覚閾値のエリアにおける
   マッサージによる過剰な圧
2. 求心性感覚インパルスのフロー（流れ）
3. 後根
4. 脊髄
5. 中継ニューロン
6. 前根
7. γ遠心性運動ニューロン
8. 筋紡錘
9. 骨格筋
10. 上向性感覚ニューロン
11. 骨格筋に向かう遠心性α運動ニューロン

時に、これらのストロークはC神経線維（遅い痛みシステム）を活性化する。ディープティッシュウストロークまたはコンプレッションを実際に適用している間、痛みをコントロールすることの助けとなる。

6. いきなり強い圧をかけて、クライアントを驚かせたり、体をこわばらせたりしないようにする。そのため、圧はゆっくりと徐々に強める。体の緊張がとけていて、筋肉がこわばっていない状態が施術の効果が高まることをクライアントに語りかける。クライアントの筋肉に緊張やこわばりを感じた場合は、強い圧で対処しないこと。まずクライアントをリラックスさせる。

7. 敏感なエリアに対しては持続的ヴァイブレーションと組み合わせて圧を加え、痛み刺激をコントロールする。

8. マッサージトリートメントの最中、クライアントの中枢制御トリガーを活性化する。

9. ディープティッシュウトリートメントまたはコンプレッションのあと、マッサージエリア全体に速いエフルラージュと優しいヴァイブレーションを常に利用する。

10. 圧は正しいときに、正しい場所に、正しい強さで適用すること。

痛みのメカニズム

　ここではクライアントが訴えるケースの多い2つの筋肉痛の特徴を理解しましょう。

①筋肉痛

　筋肉の収縮には等尺性収縮（アイソメトリック収縮）と等張性収縮（イソメトリック収縮）の2つで表現することがあります。重たいものを一定の位置で支えている場合、筋肉の長さは変化しません。これが等尺性収縮にあたり、筋肉を繰り返し使用しても筋肉痛にはなりません。

　反対に過度に重たい物を持ち上げる場合、筋肉は短くなります。この等張性収縮の繰り返しは、筋肉痛を発生しやすいといえます。

　筋肉痛とは、傷ついた筋線維を修復する過程で炎症が起き、生成された刺激物質が筋膜を刺激して起こるものと考えられています。筋肉痛は運動後数日経過してから発生する遅発性筋肉痛と、運動中に発生する急性筋肉痛に分かれます。

②筋・筋膜性疼痛症候群

（MPS　Myofascial Pain Syndrome ミオファーシャル　ペイン　シンドローム）

　筋・筋膜およびその周辺に位置する軟部組織の、うずくような痛みを主症状とする疼痛疾患群です。男性より女性に数倍多く見られます。痛みは1～2箇所の限定した筋肉痛で、首、肩背部、腰背部など、特に脊柱起立筋群に生じます。以下の特徴があります。

①筋に触れると「索状硬結」と呼ばれるかたいしこりを触診できる。
②クライアントの痛みの愁訴は、索状硬結の圧痛部位を圧迫したときに認

知される。

③受動的にストレッチさせようとしても、痛みのため可動域に制限がかかる。局所の筋肉内に 圧痛点とトリガーポイントがあるのが特徴。

MPS発生のメカニズム

筋・筋膜性疼痛症候群（MPS）は、まず筋肉や筋膜に物理的な力が加わることによって発症します。MPSが発症するまでの流れを次に示します。

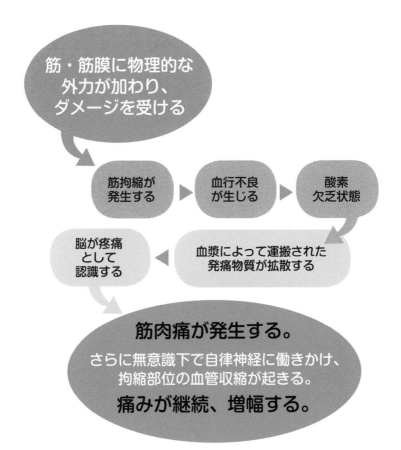

【用語解説】
脊柱起立筋群 脊柱の後面に沿って、仙骨から後頭部の間に張っている。筋肉組織は密生かつ多層である。棘筋、最長筋、腸肋筋という3つの枝を有する。

脊柱起立筋群

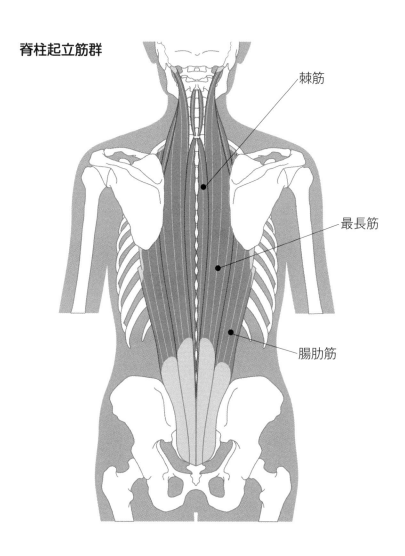

棘筋

最長筋

腸肋筋

拘縮　筋肉が収縮した状態から、弛緩した状態に戻れないこと。理由としては酸素、ミネラルの不足。

　拘縮は連鎖し、解消されにくい状態が発生することが多いといえます。以下は連鎖のメカニズムを示します。

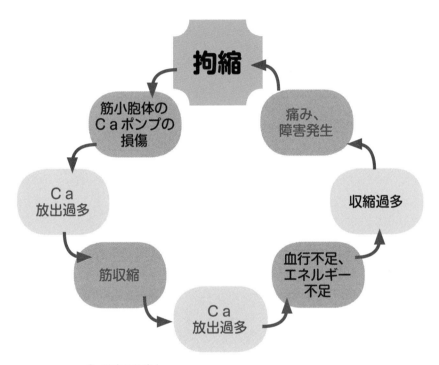

・Ca はカルシウム
　筋小胞体は Ca^{2+} イオンを放出し、筋原線維のアクチンフィラメントとミオシンフィラメントの滑走を引き起こし、筋肉が収縮します。しかしこれらは、スウェディッシュマッサージによる血行改善で、Ca イオンポンプの正常化が期待でき、拘縮が緩和します。

第1部

スウェディッシュマッサージの生理学

第2章
ストレスと疲労

　ストレスの緩和はスウェディッシュマッサージが最も貢献できる分野の1つです。ストレスの連鎖が合併症や痛みの連鎖に結びついてしまうことを理解しましょう。

　疲労を訴えるクライアントは、ストレスを抱えている場合がよくあります。疲労のメカニズムを理解することで、トリートメントのタイプを考える際のヒントになります。

ストレスがもたらすもの

　ストレスとは、外部からの刺激や、それによる反応を指します。特に外部からの刺激はストレッサーと呼ばれます。これは自身を取り巻く環境による物理的・化学的なもの、自分の体調などの生理的なもの、また不安や恐怖、怒りなど、心理的・社会的なものがあります。これらのストレス源となるものが心身にどのように影響するかということを、以下の図に表しました。

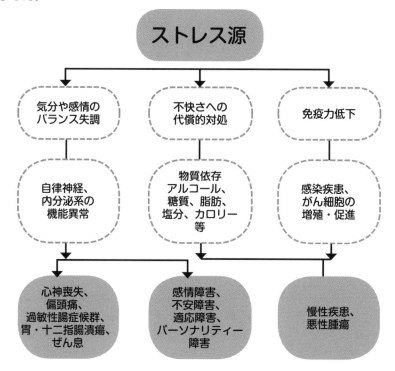

行動の3タイプと疾患

　アメリカの循環器医師フリードマンとローゼンマンは人格をA、B、Cの3つのタイプに分類しました。

　特にAタイプは何事にも積極性があり、行動的。Bタイプはおおらかでマイペースなのでストレス耐性が高く、Cタイプは自己犠牲の強い生真面目な人でよい人を演じる傾向があります。

　日本人は真面目で仕事熱心、仕事に全力を注ぐAタイプが多いといわれています。Aタイプはストレスが溜まりやすいにも関わらず、自覚があまりなく、心臓疾患にかかりやすいと分析されています。

　ここでは、日本人に多く、病気との関連で注意する必要があるAタイプについて解説します。

タイプAの行動から見られる特性

　心身のストレスを溜めやすい。不安障害、感情障害、虚血性疾患（動脈硬化）をひき起しやすい。

　自分の目標達成のために、仕事をより多く、より速くこなし、他者との競争や立身出世を意識して頑張ろうとします。戦後の高度経済成長期は、そのような日本人特有の気質が、工業化、都市化を進める原動力となったといえます（進歩、変化、競争、生産性などがキーワードとなります）。

　同じタイプAでも、日本人と米国人では違い、個人の成功追及の能動的特徴があり、敵意や怒りなど心理的要因が重視されます。

　対して日本人は、受動的、徹底性、熱中性、強い義務感（執着気質）が特徴で、周囲との付き合いの中で、仕事をしないことへの罪の意識を持ちやすくなります。

最近の情報化、グローバル化がもたらしたもの

　生産者は国内外の消費者が持つ、異質で多様な言語、習慣、価値観、パーソナリティ特性等の背景情報をとらえ、それらに適した商品やサービスを提供しなければやっていけません。その結果、この時代に期待される生産物や、サービスを提供することは、葛藤や不安を伴いやすくなります。つまり互いの信条、価値観が異なる中でも、業務上の利害の絡み、倫理的、情緒的な関わりなしには果たせない状況があります。

　価値観の多様性を前にして、青年も大人も伝統的な人生目標、職業選択、所属集団の選択、性、道徳価値に関連するアイデンティティの拡散が生じ、社会的、職業的生活に混乱が生じやすくなりました。

　消費者と直接に接する営業、接客業、教育、医療等、対人サービス業種では特に大きな問題になっています。神経症症状、燃え尽き症状、ストレス関連症状を引き起こします。

　必要なことは、自分の内部のさまざまな欲求や気持ちと周囲の人々との間に、たとえ葛藤が生じても、自分の選択した行為やその結果に対し、自分や他者を罰することなく受け入れ、プラス思考を維持し、積極的、効果的に対処（チャレンジ）し得る自我装置を持つことといえます。

　強すぎる母子結合は近年良く取り上げられるテーマです。子どもの自立期は閉経期と重なることが多く、この時期は間脳、下垂体、性腺系変調、自律神経失調が起こりやすい時です。そのため、子どもの独立に伴い、生きがいを失い不安、抑うつ状態に陥りやすいといえます（＝更年期障害＝不定愁訴症候群）。必要なことは子離れです。

　ストレス関連で発症しやすい疾患には以下の例があります。

　消化性潰瘍、過敏性大腸症候群（ＳＢＩ）、潰瘍性大腸炎、気管支喘息、アトピー性皮膚炎、じんましん、円形脱毛症、花粉症、関節炎、レイノー病、本能性高血圧症・低血圧症、甲状腺機能亢進症、腰痛症、無月経、遺尿症、発作性頻尿症、インポテンツ、メニエール症候群、不眠症、アルコール依存症、無経症、うつ病。

　情報処理技術者、医師、看護師、教師の燃え尽き症候群も社会全体にとって大きな課題となっています。一定の目的や生き方、関心に対して献身的に努力したが、期待された報酬が得られなかった結果として生ずる疲労感または欲求不満。自らの理想を求めて悩みながら努力してきたが、その結果は不満足感、疲労感、失敗感だけを持つに至ってしまった。

ハンス・セリエ博士による ストレスの定義

　ストレスはハンガリー系カナダ人のハンス・セリエ博士が論文「ストレス学説」によって、初めて医学用語として使いました。セリエ博士は外部からの刺激をストレッサー（Stressor）といい、ストレッサーによってひき起された生体反応がストレス（Stress）であると定義しました。彼は、ストレスを受けてから時間の経過とストレスに対する反応を３つの段階に分類しました。

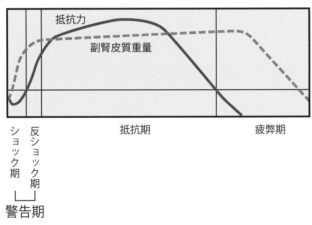

警告期

　ストレッサーに対して、最初に反応が現れる時期です。以上のような症状で体が警告サインを出します。

　・疲れる

　・何となく体調が悪い

　・血圧が上がるまたは下がる

　・肩凝りがする

　・イライラする、ミスが増える

抵抗期

　ストレスが続くと、対する抵抗や反発が起こります。疲労感が興奮に変わったり、逆に脱力状態になったりします。
- ・血圧の変調が本格化する
- ・心臓、胃の異常が現れる
- ・血糖値が上がる
- ・仕事を抱え込んだり、休まなくなる

疲弊期

疲れきって自分ではどうにもならなくなり、本当の病気に移行する。
- ・集中力の欠如
- ・踏ん張りが効かない
- ・物忘れがひどくなる
- ・ストレス性潰瘍などの心身症を起こす
- ・うつ病、神経症などの心の病気になる

　セリエ博士が分類した警告期によく見られる生理的疲労は、健常者では精神あるいは身体に負荷を与えた際に、作業効率（パフォーマンス）が一過性に低下した状態と定義できます。
　通常、休息を求める欲求と不快感（倦怠感）を伴うことが多くなります。病者における疲労（病的疲労）では、悪性腫瘍や糖尿病、慢性疲労症候群のように、負荷の少ない状態でも慢性的な作業効率の低下や倦怠感が認められることもあります。

第1部

第3章
むくみへのアプローチ

　むくみの状態が病的に深刻なのか、それほどでもないのかの判断は難しく時には医師の診断を奨めることが必要です。毛細血管の血漿静水圧、毛細血管内のたんぱく質による膠質浸透圧、体液の１０％の吸収処理を担当するリンパ管システムの関係を理解することは役に立つ基礎知識です。

「むくみ」について

　私たちの体の約60％は水分で占められています。この水分は、細胞の中にある細胞内液と、細胞と細胞の隙間にある細胞間隙を埋める間質液、そして血管の中にある水分とに大きく分けられます。

　通常、体内の水分は、この細胞内、細胞間隙、血管内の3つの場でのバランス（割合）が一定に保たれた状態で、それぞれの場の間を行き来しながら、体に必要な酸素や栄養分、不要になった老廃物などの運搬、発汗による体温調節などの重要なはたらきを果たしています。

　ところが、何らかの原因でそのバランスが崩れたとき、血管から細胞間隙に出てくる水分が増えすぎることがあります。するとその部位が膨張することになりますが、この状態がいわゆる「むくみ」になります。

　バランスが崩れる原因としてはさまざまなものがありますが、すべてが病気に関連するものではありません。一般的には、一時的なもので、一晩寝れば元に戻るようなものはあまり心配ないといえます。たとえば長時間の立ち仕事や歩行を続けたあとなど、夕方にのみ少し足がむくむなどがこれにあたります。月経前にむくみがみられる人もいます。

　気をつけたいむくみの原因は、心臓、腎臓、肝臓の病気があげられます。甲状腺の病気でも見られることがあります。また女性に多く見られる病気として、特発性浮腫という原因不明の病気もあります。

　いずれにしても、むくみが長引いたり、悪化していく場合、尿量が減る場合、急激な体重増加がみられるような場合は、病気に関連するものでないかどうか、早めに医療機関を受診することが大切です。

足のむくみ

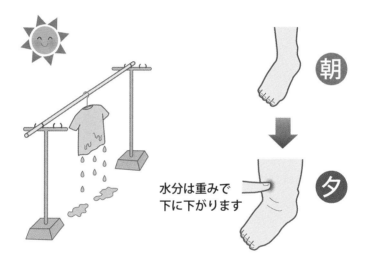

水分は重みで
下に下がります

朝

夕

夕方の軽いむくみは心配いりません

病気が原因で起こるむくみ

　むくみ（浮腫）が起こる代表的な病気は、心臓病、腎臓病、肝臓病、甲状腺機能低下症、足の静脈瘤などです。むくみに気がついたときに注意し、以下の症状があれば医師の診察を受ける必要があります。

　　１．むくみが一日中持続するか？
　　２．むくみが何日も続いているか？
　　３．急に体重が増えた？
　　４．顔やまぶたがむくむか？
　　５．尿の出が悪いか？
　　６．坂道や階段で息が切れる、疲れやすい

心不全

　心臓から全身へ血液を送り出すポンプの力が弱まるため、余分な水分（血液）は肺にたまります。

　このためむくみに気がつく前に、坂道や階段などで息切れが強くなったり、就寝後１～２時間後に胸苦しさのため目が覚めるようになります。肺にたまった余分な水分は静脈のうっ血を起こすため、足にむくみ（浮腫）を生じるようになります。

腎臓病

　タンパク質が尿中に過剰に排出される結果、肝臓病ではタンパク質合成の低下の結果、低タンパク血症が起こりやすくなります。血液中のタンパク質は水分を血管の中に留めておく磁石のような働きを持っています。低タンパク血症では磁石の力が低下するため、細胞外へ水分が移動しむくみ（浮腫）を起こしやすくなります。

浮腫のメカニズム

血管外の細胞外液 (組織間質液) が、組織間隙に過剰に貯留した状態です。
①組織間質液が 2000cc 〜 3000cc 以上に増加すると、臨床的に浮腫として認められます。
②浮腫発症には、組織間液 (細胞間質液) と血管内体液の、圧力バランス異常が原因です。毛細血管内圧と細胞間質液圧とのバランスが崩れて血管内圧力が増大し、浮腫が発症します。
③組織間質液量は、毛細血管壁を介した体液の流出と吸収、および組織間質液のリンパ系からの流出のバランスによって一定に保たれています。
④浮腫を改善するには、「細胞内 (血管内) と細胞間質液 (血管外体液)のイオン交換を促進し、細胞間質液のイオン濃度を高める酵素を活性化させる」ことで改善できます。

●浮腫発症のメカニズム

足のむくみ（浮腫）に悩まされている女性は意外と多いことでしょう。女性ばかりでなく、外歩きの多い営業職の男性にもむくみは起こりやすくなります。

長い時間立ち続けていると足がむくんでくるのは、重力に逆らって足の血液を心臓に戻すのに大きな負担を強いられるからです。ちなみに無重力状態では逆に上半身や顔がむくみやすくなるそうです。

靴下のゴムの跡がくっきりと残ったり、靴が窮屈に感じるようになったりしたときに、指で押さえてみるとくぼみができるようなら、むくみ（浮腫）です。

また浮腫は以下の原因で発症します。

①毛細血管内圧の上昇

心臓が果たしているポンプ機能の低下などの原因で毛細血管内の圧が上昇することがあります。その結果、間質に水分が漏出し、浮腫が発生します。

②血漿の膠質浸透圧の低下

毛細血管内に含まれているたんぱく質は水の分子を引きつけています。細胞間隙にもたんぱく質は存在しますが、リンパ管に吸収されているので、毛細血管内のたんぱく質が引きつける力に比べはるかに小さいです。

この結果、間質の水分を毛細血管内のたんぱく質が吸引します。これを膠質浸透圧と呼びます。この圧が低下すると間質から毛細血管内に水分を吸収できず、細胞間隙に水分が溜まってむくみとなります。

③毛細血管の透過性亢進

毛細血管には大小の穴やすき間があり、水や酸素、ミネラル等さまざまな大きさの分子が通過できます。これを透過性と呼びます。しかし、たんぱく質の分子は大きすぎてこれらの穴やすき間を通過できません。何らかの理由でこの穴が開きすぎると、水が毛細血管から細胞間隙に向けて大量に流れ出し、むくみとなります。

④リンパ管の障害

リンパ管が圧迫、狭窄、閉塞、切断、変形、弁の機能低下などの原因でリンパの流れが悪くなり、細胞間隙の水分を吸収できなくなるとむくみが発生します。癌治療のための外科手術でリンパ管が切断されたり、また意図的に切除されることで起きるケースが多いです。

リンパ浮腫とは

　動脈等から末梢に送られた血液を含む体液は、その90％が静脈を通り、残りの10％がリンパ管系を通して心臓に還流されてきます。リンパ管は径の大きさから毛細リンパ管、集合リンパ管、主幹リンパ管などと呼ばれます。リンパ管やリンパ節に先天的な発育不全がある場合、または二次性の圧迫、狭窄、閉塞などによってリンパ流の阻害と減少によって生じた浮腫をリンパ浮腫と呼びます。

　毛細リンパ管の外壁にはアンカーフィラメント（繋留フィラメント）と呼ばれるコラーゲン線維構造があります。細胞間隙に水分がたまると、このフィラメントが毛細リンパ管の窓を引っ張って開き、リンパ管内に水分を引き入れます。このフィラメントは非常にもろいため、過剰な圧を加えると損傷し、機能を果たせなくなります。リンパ排出法を施術する際にはこのリスクを理解して行うことが必要です。

毛細リンパ管

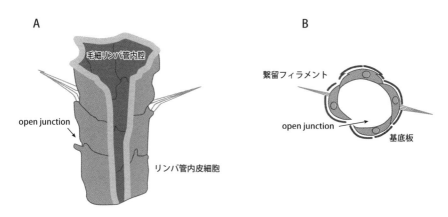

A

毛細リンパ管内腔

open junction

リンパ管内皮細胞

B

繋留フィラメント

open junction

基底板

リンパマッサージを避ける場合

次のようなときには、リンパマッサージを避けたほうがいいといわれています。

- ・食後 2 時間以内と飲酒のあと
- ・病気、または体調が悪いとき
- ・過度の疲れがあるとき
- ・皮膚にケガや湿疹があるとき

その理由はリンパマッサージを行うことで、血行がよくなります。血行が急によくなることによって、問題が起こりそうな状況ではリンパマッサージを避けたほうが良いと思います。飲酒後は、アルコールという毒物を、リンパマッサージによって体内の循環を促進してしまう危険性があります。すぐにリンパマッサージを行うと、リンパマッサージによって、吸収のリズムが狂ってしまう可能性があります。

過度の疲れの場合は、リンパマッサージによって、余計に激しいだるさが出る可能性あり。皮膚にケガや湿疹がある場合は、リンパマッサージを行うことで細菌がリンパを介して広がってしまう。

病気の場合も、感染症の場合には、リンパマッサージによって、感染が広がってしまう可能性あり。

体液のバランス

　毛細血管壁を介した体液の分布は、以下の要因によって決定されます。(スターリング　Starling の法則)。これらのバランスが崩れると、さまざまな浮腫や疾病の原因となります。

◆毛細血管内の静水圧（hydraudic pressure）

　（a）心拍出量の減少で静脈圧が上昇し浮腫を生じる「心不全」
　（b）静脈炎・静脈の閉塞で、局所的に浮腫を生じる。

◆血漿膠質浸透圧（oncotic pressure）

　血漿アルブミン濃度の低下から浮腫。「ネフローゼ」「肝硬変」

◆毛細血管壁の透過性

　血漿水の組織間液への移行が起きる「炎症・血管炎」「血管神経性浮腫」

日常生活の注意点

　外出時には靴はかかとが低く、足先が開ける大きめなものにし、ハイヒールはできるだけ避けるようにしましょう。

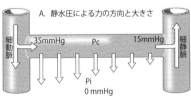

A. 静水圧による力の方向と大きさ
細動脈　35mmHg　Pc　15mmHg　細静脈
Pi
0 mmHg

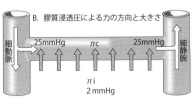

B. 膠質浸透圧による力の方向と大きさ
細動脈　25mmHg　πc　25mmHg　細静脈
πi
2 mmHg

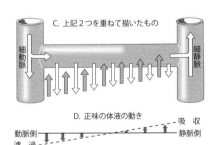

C. 上記2つを重ねて描いたもの
細動脈　　　　細静脈

D. 正味の体液の動き
吸収
動脈側　　　　　静脈側
濾過

超臨床のＱ＆Ａ

Q . リンパ浮腫を放置するとどうなりますか？

A . リンパ浮腫は、痛みを伴わないまま徐々に進行します。放置すると、合併症を引き起こし、むくみを悪化させ、さらに皮膚はかたく変化します。こうなると、活動範囲も狭くなり、日常生活も制限されてしまいます。

合併症

蜂窩織炎やリンパ管炎と呼ばれる急性炎症性変化。皮膚からリンパ液が滲みだし細菌感染を誘発する可能性のあるリンパ漏。潰瘍形成リンパ管肉腫蜂窩織炎やリンパ管炎と呼ばれる急性炎症性変化皮膚からリンパ液が滲みだす。

Q . 治療法について教えてください。

A. 現在のところ複合的理学療法が最も確実な方法です。これは、薬物を用いない保存的治療で、適切な医療用リンパドレナージュと圧迫療法が主な柱になっています。

Q . 慢性静脈疾患とリンパ浮腫は関係ありますか。

A. 静脈の慢性的な障害はリンパ系に悪影響をもたらす可能性があります。静脈瘤などがあると、むくみの症状を訴えられる方がいらっしゃるのはこのためです。しかし、逆にリンパ浮腫により、静脈の流れが悪くなることはありません。

Q . 浮腫のある患肢は暖めたほうがよいのですか、冷やしたほうがよいのですか。

A . 患肢を暖めることは避けてください。暖めると血行がよくなり、血流量が増えます。血流量が増えると、体内での代謝活動も活発になり、最終的にリンパ液量も増えると考えられるからです。日焼け、熱いお風呂、コタツの使用など、注意しましょう。足浴や半身浴をする場合は、ぬるめの温度で行いましょう。

Q . 同じ手術をうけても、なぜリンパ浮腫を発症する人としない人がいるのですか。

A . リンパ浮腫を発症するかどうかは、手術によってリンパ節をどの程度切除したか、放射線治療を受けたかなどのほかに、患者さんそれぞれが持っているリンパ機能の状態や加齢によるリンパ機能低下が関与しているため、同じような手術をしても発症に違いがあると考えられます。

下肢静脈瘤とは

　足の血管がこぶのように膨らんだ、足がつる、むくむ、疲れやすい、皮膚が変色した、かゆい……これらは下肢静脈瘤の症状です。

　下肢の血液は、足の筋肉の動作によるポンプ効果で心臓に戻っていきます。また静脈には、血液の逆流を防ぐための弁がついていて、血液が重力に負けて下へ引かれ逆流しないようにくい止めています。

　この逆流防止弁は、足のつけ根や膝の裏など、太い静脈血管の合流部で壊れやすく、これが原因で血液は逆流し、足の下の方に血液が溜まり、静脈がこぶのように膨らむのです。

よくみられる症状（合併症）

　下肢静脈瘤以外の疾患からも起こるものもあるので、注意してください。

・足の血管が浮き出て見える
・足がむくむ。痛む。だるい。重い。疲れやすい
・足に熱感があったり、しばしば足がつる（こむらがえり）
・足がかゆい。治りにくい湿疹が出る。皮膚が黒ずんでみえる
・足に潰瘍ができている（皮膚が破れて出血がある）

第1部

第4章
免疫と体温調節

　動脈流によって全身に運ばれる食細胞による免疫と、さまざまな白血球による免疫の2つのシステムがあることを理解しましょう。この両方にスウェディッシュマッサージが関係しています。

　体の深部の体温が動脈流によって体全体に運ばれていることを学びましょう。スウェディッシュマッサージにより血流が改善されることと大きな関係があります。

免疫と免疫の種類

外部からの細菌やウイルスなどの病原体から人体を守るシステムが免疫システムです。体内に入ってしまった異物を特定し、無力化し排除します。ウイルス、細菌、カビ、原虫、寄生虫といった病原体や、花粉、ハウスダストといった物質が異物です。

専門的な表現では異物を「非自己」と認識し排除します。その結果「自己」の同一性と恒常性とを維持する生体反応を意味します。

生体の免疫システムを刺激し、免疫反応を起こす原因となる異物は抗原と呼ばれます。免疫システムの主な担い手がリンパ球です。免疫システムは体内に侵入した異物の見分け方による分類が非特異免疫と特異免疫と呼ばれます。特異免疫は免疫の担い手により液性免疫と細胞性免疫という名前で分類されます。

非特異免疫

非特異免疫は体内に侵入してきた異物の性質を選ばずに、白血球である好中球やマクロファージと呼ばれる食細胞が異物を飲み込み、消化・分解します。マクロファージはリンパ節に多く存在し、免疫システムの重要な担い手です。特に頸部リンパ節、腋窩リンパ節、鼠径リンパ節が代表的です。リンパ節は全身で800ほどあります。

特異免疫

特定の抗原に対する免疫システムです。2種類の免疫作用があります—細胞免疫作用と体液性免疫作用です。

細胞性（細胞調整）免疫

　この免疫作用においてはリンパ細胞が外部からの物質を直接攻撃します。この作用は特別な区域とリンパ球蓄積箇所に限られます。Ｔリンパ細胞と呼ばれるリンパ球が胸腺で生産され、次に別のセンターでも生産されて、活発な細胞免疫を行います。

　Ｔリンパ細胞は骨髄から胸腺へ移り、特別な免疫機能を果たすべく画期的に変質します。胎児の後半ではこのＴリンパ細胞は再び脾臓とリンパ節にあるリンパ組織へ移ります。そこで自己増殖を開始します。

　Ｔリンパ細胞が集合している中では何千もの異なる細胞があります。その一つ一つが特別な抗原に反応します。しかしそれは大食細胞がＴリンパ細胞に抗原を差し出した場合のみです。そうするとＴリンパ細胞は活発になり細胞免疫反応が始まります。これには多くの特別な細胞が関係します。

　免疫を実行するエフェクターとしてのＴリンパ細胞（キラー細胞）はリンパ組織を出てバクテリアの侵入した場所へ向かいます。そして外部からの異物を直接破壊します。これらの細胞のいくつかではリンフォカインが生産されより多くの大食細胞をこの場所へひきつけます。

　ヘルパーとしてのＴリンパ細胞はＢリンパ細胞の抗体分泌能力を増強します。抑制者（サプレッサー）としてのＴリンパ細胞は２つのキラー細胞Ｔリンパ細胞とＢリンパ細胞の活動を抑制します。不要になったときに免疫反応を停止させるメカニズムです。それにより感染が治まった後の体組織の破損を減少させます。

　Ｔリンパ細胞記憶は何年も人体にとどまり抗原を差し出された場合、再度呼び起こすことができます。その結果、次回の反応がより早く行われます。

体液性免疫

　血液内部を循環する抗体と体液を生産することから体液性免疫という表現が用いられます。主役はＢリンパ細胞です。Ｔリンパ細胞同様、Ｂリンパ細胞も何千もの異なる種類があり、表面は連続した抗体で覆われていま

す。外部からの物質が検知されるとＢリンパ細胞はそれに近づきます。その結果、Ｂリンパ細胞の反芻部門が刺激され、２種類の細胞のクローンを生産します。プラズマ細胞と記憶細胞です。

　プラズマ細胞は特別な抗原が必要とする特別な抗体のコピーを分泌します。それは血液とリンパ液とに放出され、抗原と結合し抗体を産生します。これが抗体複合です。記憶細胞もプラズマ細胞と同じ抗体を生産します。

　しかし急速に活発化する一方で、記憶細胞は血液とリンパ液内に残り、あとで同じ抗原が攻撃を仕掛けるようなことが発生した場合のみ、抗体を分泌します。その場合反応は、もっと迅速なものになります。侵入してきた抗原とだけ結合し、破壊・排除する仕組みを抗原抗体反応と呼びます。抗原と抗体は互いにそれとしか合致しない鍵穴と鍵の関係に似ています。抗体が抗原をとらえると、補体と呼ばれる血液中のたんぱく質が抗原に取りつき、抗原の細胞膜を破壊します。

免疫グロブリンの種類

　Ｂリンパ細胞はＴリンパ細胞同様、骨髄の造血幹の細胞で生産されますが、胸腺へは向かいません。脾臓内部で初期の分化段階を経ます。

　Ｔリンパ細胞同様、節と他のリンパ器官に蓄積されますが、Ｔリンパ細胞とは離れた状態におかれます。Ｂリンパ細胞のいくつかはプラズマ細胞内部を循環し、すべての体組織へ到達します。１個のＢ細胞は50万個の抗体を産生・放出します。

　抗体はアルファベットのＹ字型をしたたんぱく質で免疫グロブリン（Ig ＝ Immune Globlin）と呼ばれ、５種類があります。

IgM（免疫グロブリンM）　抗原が体内に侵入すると、最初に産生されます。主に血管に分布し、早期抗体と呼ばれます。
ＩｇＧ（免疫ブロブリンG）　体内に入ってきた抗原が、かって体験している種類である場合、大量に産生され、免疫グロブリンの４分の３を占めます。予防接種の際の免疫獲得に関係しています。

　ＩｇＡ　（免疫グロブリンＡ）　唾液、尿、消化管粘膜、涙等の分泌液に存在します。また母乳には大量に存在し、乳児の感染予防を行います。

　ＩｇＤ（免疫グロブリンＤ）　主にＢリンパ細胞に存在し活性化します。

　ＩｇＥ（免疫グロブリンＥ）　アレルギー反応を起こす抗原が入ってきたとき、ヒスタミンなどを放出しＩ型アレルギーの原因となります。

抗原抗体反応

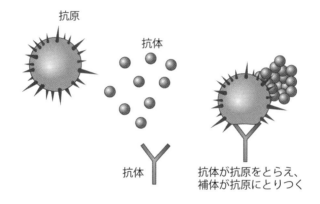

抗原

抗体

抗体

抗体が抗原をとらえ、
補体が抗原にとりつく

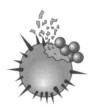

補体が抗原の
細胞膜を破壊する

体温調整

　人間の体温は一定に保たれています。この仕組みを体温調整と呼びます。人体の中心の温度である核心温（約37度）を一定に保つことが目的です。体温調整には3つのシステムが備わっています。

熱産生反応

1）震え（shivering）は、体温を維持するため骨格筋が不随意的周期的に起こす収縮をいいます。拮抗筋が同時に収縮して外部には仕事をしないため、収縮エネルギーはすべて熱となります。顎、四肢、胸筋、背筋によく見られます。

2）非震え熱産生 (non-shivering thermogenesis) は骨格筋の収縮によらない熱産生で、褐色脂肪組織で主に発現します。生体のエネルギー源であるＡＴＰ（アデノシン三リン酸）合成（アデノシン三リン酸はミトコンドリア内のエネルギー貯蔵庫で、アデンシン２リン酸とリン酸に分解されるとき、エネルギーを発生させる）には使われずに熱となって消費されます。

熱放散反応

　主な熱産生部位である体の深部（筋、内臓）から、熱は大部分が血流によって運ばれ、体表面から水分蒸発、伝導、放射、対流によって放散されます。水分蒸発による熱放散は蒸発性熱放散と呼ばれ、それ以外の熱放散を非蒸発性熱放散と分類します。

1）蒸発性熱放散 (evaporative heat loss)

発汗 (sweating)　皮膚に分布する汗腺から起きます。汗腺の総数は200～500万個。そのうち実際に働いている汗腺は能動汗腺と呼ばれ、日本人では230万個あります。発汗にはアポクリン腺とエクリン腺とがあります。

アポクリン腺 (apocrine gland)　腋、乳輪、外陰部に分布し、毛孔に開口しています。体温調整とは関係ありません。

エクリン腺 (eccrine gland)　ほとんど全身に分布し、体温調整機能を果たしています。発汗は1日あたり10ℓを発汗することもあります。発汗は交感神経の支配を受け、神経伝達物質であるアセチルコリンが発汗を促します。

2）非蒸発性熱放散 (non-evaporative heat loss)

　非蒸発性熱放散は、皮膚血管反応と対交流熱交換に分かれます。

皮膚血管反応

　非蒸発性熱放散の大きさは体表面（皮膚温）と外界の間の温度差に依存しています。皮膚温は皮膚血流が多くなると高くなり、又皮膚血管が拡張すると体の深部から表面への熱移動が大きくなります。

　結果として、「人体深部から体表面への放散」と「体表面から外界への放散」の2種類の熱放散が行なわれることになります。反対に皮膚血管が収縮すれば熱放散は抑制されます。

対向流熱交換

　寒冷環境では四肢の太い動脈に平行して走る伴行静脈を静脈血が流れるようになります。その結果、体幹部からくる温かい動脈流は、末梢からくる冷たい静脈流で冷却されるので、体幹部から末梢への正味の熱損失を抑えることができます。

　この仕組みにはＡＶＡ（arteriovenous anastomosis 動脈静脈吻合）とよばれる血管が関係しています。手足の皮膚血管にはＡＶＡ血管が発達し

ています。ＡＶＡ血管が拡張すると皮膚血流が増します。

　体温調整には温度受容器（脳、腹部内臓、骨などに分布する温度検出セ
ンサー）のはたらきが必要です。皮膚の温度受容器は温受容器と冷受容器
とに分類されます。

その他の体温調整のための仕組み

ネガティブフィードバック

　望ましい値から変化したとき、それを打ち消そうとする作用を起こす機
構で人体のホメオスタシス機能の一部です。体温調整のためには以下のよ
うに作用します。

　体温上昇→皮膚血流増加・発汗→上昇の抑制

　体温低下→皮膚血流減少→熱放散抑制・熱産生増加→低下防止

フィードフォワード (feed forward 予測制御)

　熱い、寒いなどの環境に居続けなければ、体温が変化することを予め見
越して調整機能が作動し、体温変化はほとんど見られません。皮膚の温度
受容器による環境温の検出の方が、深部温検出より重要な役割を果たして
います。

スウェディッシュマッサージの生理学

第1部

第5章
皮膚科学

　クライアントの皮膚の状態はトリートメント前のコンサルテーションの記述内容、スキンローリング技術を利用した触診などで確認します。トリートメント後のアフターケアにおいてクライアントの皮膚タイプ、症状に応じたセルフケアのアドバイスを行えるようになりましょう。

皮膚とは

　皮膚は身体の全表面を覆い、外部環境から体内の器官を保護するとともに、さまざまな生理機能を持ち、生命活動に適した状態を保っています。表面積は成人で約1.6㎡、重さは体重の約16%（約10kg）にもあたり、「人体で最大の器官（臓器）」ともいわれ、重要な器官です。健康で美しい肌をつくるためには、「皮膚の恒常性の維持機能（スキン・ホメオスタシス）を高めること」を基本に考え、関わることが大切なポイントとなります。

　美しい肌の条件とは、以下の点があげられます。
　・潤いがある
　・滑らかである
　・張りと弾力がある
　・血色がよくツヤがある
　・清潔である

　美しい肌は、精神的、肉体的な健康があってつくられるものです。そのためには、次のことに気をつける必要があります。

ストレス
　外部からストレスが加えられると、人体はそれに対応するため交感神経が優位の状態になります。その結果、血管収縮、覚醒反応が起き、免疫反応低下にもつながります。皮膚のターンオーバーが不調となります。また男性ホルモン分泌が増え皮脂量が増え、ニキビの原因ともなります。

ホメオスタシス（生体恒常性）

　生体のさまざまな器官の働きで水分、電解質、代謝、体温、血圧などが調整されています。そのため、生体としての内部環境の恒常性が維持されています。

　ホメオスタシスが崩れると、肌の抵抗力は落ち、荒れた肌になります。保湿力が低下し、刺激物質や抗原に対するバリア機能も低下します。

内臓の働き

　皮膚の不調は内臓の不調の影響であることがあります。内臓不調は症状だけでは原因を特定できない事が多く、また、さまざまな疾患の合併症である可能性もあります。内臓不調や障害の可能性を感じるときは、医師の診断をすすめてください。

血液の循環

　血液循環の不調は様々な影響をもたらします。60兆個ある細胞に新鮮な酸素、栄養素、水分を送り届ける機能が低下し、皮膚のみならず、内臓、筋骨格系、神経系を含め全身が影響を受けます。

　静脈系の不調は老廃物の排出、毒素の排出、使い古した水分、二酸化炭素の排出がとどこおり、こちらも全身に様々な影響が出ます。細胞の産生、皮膚のターンオーバーも当然影響を受けます。

栄養

　糖質と脂質に偏ってしまうと、ビタミンB群やミネラルなど必要な栄養素が不足し、肌にカサカサやブツブツができやすくなります。肌のバリア機能が弱くなり、皮脂が過剰に分泌されて、アクネ菌（ニキビのもと）は増殖しやすくなります。

　栄養失調の状態が続くと、肌が乾燥する、皮膚が荒れる、炎症が治らないなどの症状が現れます。これは、皮膚をつくるたんぱく質不足が原因で起こるといわれています。

特に高齢者は、骨と皮膚の間にある筋肉や脂肪が薄いため、皮膚の炎症
が悪化すると「褥瘡^{じょくそう}」になりやすくなります。

生活習慣

生活習慣が乱れは肌のうるおいに影響します。 乾燥やくすみ、垢^{あか}が残っ
たようなザラつきが気になる人は、ターンオーバーが遅くなっている可能
性があります。 寝不足や暴飲暴食だけでなく、過激なダイエットやストレ
スなども乾燥肌に影響します。

スキンケア

間違ったスキンケアには注意が必要です。 肌を清潔にしようとして、洗
浄力の強い洗顔料で必要以上に皮脂を落としたり、タオルや洗顔ブラシで
肌をこすって角質層を傷つけてしまったりする可能性があります。

保湿が適切にできていないこともバリア機能低下の原因になります。皮
脂を取り除きすぎる、保湿をしないなどの誤ったケアにより、脂性肌の人
でも乾燥肌やインナードライになるおそれがあります。

皮脳同根

　皮膚と脳の由来は同じといわれています。受精卵が着床すると、外胚葉、中胚葉、内胚葉が形成されます。これらの胚葉から生体の組織や器官ができていくのですが、このうち外胚葉がつくるのが、表皮と皮膚の付属器官（毛・爪など）と神経です。心の状態が皮膚に反映されるのは、皮膚と脳（神経系）に、密接な「皮脳同根」の関係があるからといえます。

　また、皮膚は「内臓の鏡」ともいわれ、身体の健康状態が皮膚に反映されます。肌の美しさは、表面的なことだけではなく、心身の健康から生み出されることも理解しておくことが重要です。

外胚葉、中胚葉、内胚葉

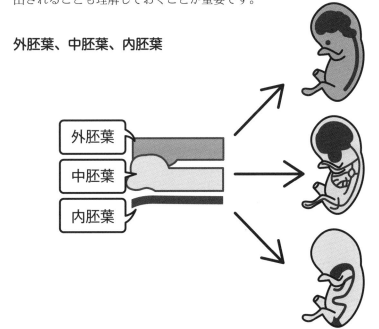

皮膚の構造

　皮膚は大別すると、上層から表皮・真皮・皮下組織の3層からなっています。皮膚の表面には無数の細かいくぼみと高まりがあり、この状態によって皮膚のキメが決定されます。

　キメの細かい肌とは、皮溝が浅く、幅が狭い。皮丘も平らで揃っている状態の肌のことをいいます（キメに差が生じる原因には、性ホルモンや年齢、太陽光線、温度、湿度、食事などが関わる）。

　皮膚表面には次のような凹凸（おうとつ）が存在します。

- **皮溝**　網目状に走っている細かい溝です。
- **皮丘**　皮溝に囲まれてできる不規則（三角形・菱形・四角形）な面で隆起した部分です。
- **毛孔**（毛口）　毛穴です。皮溝が交差しているところで、毛はここから伸びています。
- **汗孔**（汗口）　汗の出口です。皮丘の中央部に1つずつあります。

皮膚の表面

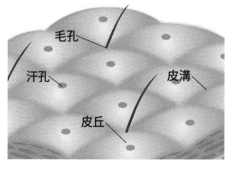

表面積：成人で平均約 1.6㎡
重さ：体重の約 16%
厚さ：0.6 〜 3.0mm（表皮＋真皮）
　　　厚さの平均 2.0㎜、表皮 0.2㎜
　　　最も厚い部位　足底
　　　最も薄い部位　瞼

皮膚の断面構造

　皮膚は上層から、表皮、真皮、皮下組織の3層に分かれており、それぞれ構造的にも役割も異なっています。表皮と真皮の境は判然としていますが、真皮と皮下組織の境は明らかではありません。

　また、皮膚には汗腺、皮脂腺、毛、爪、などの、特別の構造を持った「皮膚付属器」があります。皮膚を構成しているそれぞれの部分について解説します。

表皮

　表皮は、厚さが平均0.2mmであり、3層の中で最も薄い層ですが、「防御作用」「保護作用」は非常に高く、外的刺激から皮膚そのものを守る働きをしています。表皮には神経は分布していますが、血管はありません。

真皮

　真皮は、表皮の下にある層で、皮膚の本体ともいえる部分です。真皮の厚さは、平均で2mmと表皮の数倍から数十倍の厚さがあり、皮膚の張りや弾力・柔軟性はここでできるのです。

　真皮には、血管、リンパ管、神経は走っており、血管網を通じて、栄養分を表皮へ送り込んでいます。

　基質は、ゼリー状の物質で、線維や細胞の間を満たしています。主成分は、ムコ多糖（グルコサミノグリカン）、糖、タンパクなどで、水分保持の役割を果たしています。ムコ多糖は、ヒアルロン酸、デルマタン硫酸、コンドロイチン硫酸などが主成分です。

　真皮には、線維芽細胞や肥満（マスト）細胞、色素細胞、また白血球や

リンパ球も存在します。

　線維芽細胞は細長い紡錘形の細胞で、真皮を構成する膠原線維、弾力線維、基質を産生します。よって、この線維芽細胞の働きが活発であることが、皮膚の張りや弾力を維持するうえで重要です。

皮下組織

　表皮、真皮の2層の下に位置しており、脂肪を多く含んでいるために皮下脂肪組織とも呼ばれます。この発達により女性らしいプロポーションがつくられます。

　皮下脂肪は、皮膚と内部組織（筋肉・骨など）をつなぎ合わせる部分であり、強い衝撃が直接伝わらないように、クッション的な役割を果たし保護しています。その他、脂肪は熱伝導率が低いため保温作用があり、また、エネルギー貯蔵の役割なども持っています。

表皮の成り立ち

　表皮は、表面から「角質層」「透明層（手掌、足底のみ）」「顆粒層」「有棘層」「基底層」の5層で構成されています。

皮膚構造

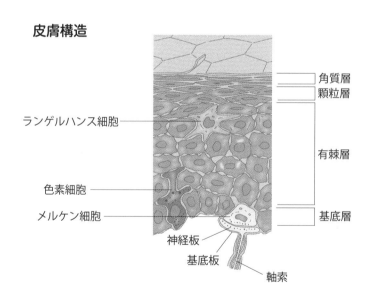

ランゲルハンス細胞

色素細胞

メルケン細胞

神経板

基底板

軸索

角質層

顆粒層

有棘層

基底層

角質層

　扁平な核のない角質細胞がパイの表面のように 10 〜 20 層にも重なって
つくられています。角質層の下の方では、細胞がお互いに密着しています
が、表面に近づくにつれて細胞間に隙間ができ、角片（垢）となって剥が
れ落ちます。

　この細胞は「ケラチン」というタンパク質でできています。ケラチンは
酸やアルカリなどの化学物質に強く、外的刺激からの保護の役目を果たす
ことができます。

　角質細胞は正常状態では 15 〜 20％の水分を含んでおり、吸水性や保湿
性に富んでいます。それは、天然保湿因子（NMF。natural moisturizing
factor）と角質細胞間脂質によるものです。

　NMFは角質細胞内にあり、アミノ酸、乳酸塩、尿素、無機塩類などか
らなり、吸湿性が極めて高く、一度とらえた水分をなかなか離さないとい
う性質をもっています。

　また角質細胞間脂質の主成分はセラミド、コレステロール、脂肪酸など
で、角質細胞の隙間を満たし、細胞同士を結びつけるニカワのような働き
をしています。何層かの細胞間脂質の間に水分を挟み込むような構造をとっ
ています。

透明層

　掌や足底の厚い角質をもつところのみに存在する層で、薄くて透明な細
胞からなっています。角質層の一部という考えが有力とされています。

顆粒層

　扁平または紡錘形の顆粒細胞が 2 〜 3 層に並んでいる層です。顆粒細胞
の細胞質中には、ケラトヒアリン顆粒が含まれており、紫外線を反射させ深
部に入り込むのを防いでいます。

有棘層

　表皮細胞中で最も厚く、5〜10層くらいに並んでいます。有棘細胞は、棘状の突起で隣接細胞と連結して、栄養を供給し合っています。この結合部分は、橋が架かっているように見えるため「細胞間橋（さいぼうかんきょう）」といわれています。

　また、細胞と細胞の間には間質液が流れており、細胞への栄養運搬の役割を果たしています。有棘細胞は、円柱状と紡錘形の中間の多角形であり、上層に行くに従い扁平な形へと変化して行きます。

　有棘層には、ランゲルハンス細胞があり、細胞、ウイルス、アレルギー物質などの侵入情報をリンパ球に伝える役目をしています。情報を受け取ったリンパ球は、異物を排除しようと免疫システムを発動させるのです。

基底層

　表皮の最下層で、基底細胞は円柱状をしており、波型の一層から成っています。真皮の毛細血管から栄養を補給し、細胞分裂を繰り返しています。また、基底細胞のおよそ10個に1個の割合でメラノサイトが点在しており、メラニン顆粒を産生しています。

　基底層でつくられた新しい細胞は上方に向かうにつれ「有棘層」→「顆粒層」→「透明層」→「角質層」と形を変え、最終的には角片（垢）となってはがれ落ちます。これを表皮細胞の「角化」と呼びます。

　基底層に新しい表皮細胞ができて、それが角質層の表面から角片となって自然に剥がれ落ちるまでの時間を「ターンオーバー」といい、一般に28日とされています。

　基底層から角質層に達するまでが14日ほど、そして角質層で剥がれ落ちるまでが14日ほどとなっています。この新陳代謝が順調に行われることが美しい肌を保つ条件の一つといえるのです。

真皮の構造

　真皮は細胞（線維芽細胞）、細胞間質（線維、基質）、血管、リンパ管から構成されています。

　表皮の下にある真皮は、表皮の数倍から数十倍の厚みをもっています。水分を多く含んだ層であり、コラーゲンからなる膠原線維とエラスチンからなる弾力線維、および、これらの間を埋める基質が占め、張りや弾力、潤いを保っています。また、血管やリンパ管、神経、毛根、汗腺、皮脂腺なども包含しており、皮膚の栄養補給、分泌、感覚などの重要な機能をする大切な器官です。

　この真皮は、上層より「乳頭層」「乳頭下層」「網状層」に区別されていますが、表皮のようにはっきりしているわけではありません。

乳頭層

　表皮の基底細胞層と接する真皮の最上層です。真皮側から突起している乳頭体とすぐ下の層をいいます。水分を多く含む層で、細かな結合線維と毛細血管から成り、表皮に栄養を送っています。また、神経の終末器官もここにあります。

乳頭下層

　乳頭層の下の部分で、乳頭層とともに水分が多く存在し、皮膚の張りをつくっています。

網状層

　真皮の大部分を占め、結合線維が密に網目状に並んでおり、皮膚の強靭さと運動を司っています。

真皮の細胞と細胞の間には以下の成分が存在します。

膠源線維（コラーゲン）

　主成分はコラーゲンという白い紐状のタンパク質から成る丈夫な太い線維で、水分を除いた真皮のおよそ７０％を占めています。膠質状の性質を持ち、その中にたっぷりと水分を抱えながら皮膚の張りを支えています。

弾力線維（エラスチン）

　主成分はエラスチンというタンパク質で、弾力性に富んでいます。コラーゲン同士を支え、皮膚に弾力を与えています。

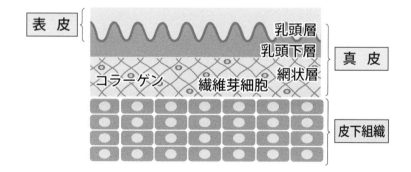

皮膚の血管、神経、筋肉

真皮に存在する血管、リンパ管、神経の仕組みを理解しましょう。

リンパ管

乳頭下層から毛細リンパ管が始まり、真皮、皮下組織のリンパ管につながり、リンパ管網を形成します。

血管

皮膚の血管は、動脈から上行して真皮に入ると、たくさんの分岐が吻合して皮膚の表面と平行に網目を形成しています。乳頭層部分では、毛細血管は環をつくり動脈から静脈となり、もとに戻って静脈とつながっています。この循環により、皮膚に酸素や栄養物の供給、炭酸ガスや老廃物の排泄を司るとともに体温調節を行っています。

乳頭下層から毛細リンパ管が始まり、真皮、皮下組織のリンパ管につながり、リンパ管網を形成します。

神経

真皮には、感覚神経（知覚神経）と自律神経が分布しています。

皮膚が感知する「触覚」・「痛覚」・「圧覚」・「温覚」・「冷覚」などは、感覚神経を通して脳に伝えられます。感覚神経には、感覚を受け取る次の6種類の受容体があります。

・自由神経終末 「痛覚」の受容体。真皮上部から乳頭層に多く、表皮内にも存在します。
・メルケル小体 「触覚」の受容体。表皮の基底層に存在します。

・マイスネル小体　「触覚」の受容体。乳頭層に存在します。
・パチニ小体　「圧覚」の受容体。真皮深層から皮下組織に存在します。
・ルフィニ小体　「温覚」の受容体。
・クラウゼ小体　「冷覚」の受容体。

　他方、自律神経は、血管や汗腺、起毛筋などに存在し、体熱放散、発汗
などをコントロールしています。

起毛筋（立毛筋）

　斜めに生えた毛を起こす筋肉で、自律神経の支配を受ける「平滑筋」です。
起毛筋は、ほぼ全身の毛包についていますが、眉毛や睫毛、鼻毛などには
ありません。

リンパシステム

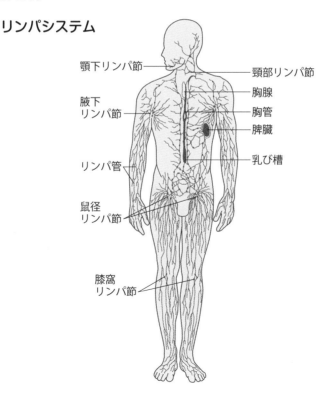

顎下リンパ節

頸部リンパ節

腋下リンパ節

胸腺

胸管

脾臓

乳び槽

リンパ管

鼠径リンパ節

膝窩リンパ節

皮膚の付属器官

皮膚の付属器官には、汗腺（アポクリン汗腺・エクリン汗腺）、皮脂腺、毛、爪があります。ここでは、汗腺と皮脂腺について解説します。

汗腺とは汗を分泌する腺で、次の2種類があります。

エクリン汗腺（小汗腺）

生まれたときから皮膚にある汗腺で、口唇、陰部の一部を除く全身に分布しています。特に手掌・足底・腋窩に最も多く分布しています。成分は99％が水分で、残り1％は塩分、尿素、乳酸、アンモニアなどです。1日の分泌量は、約800 ～ 1000ml といわれ、次の役割を担っています。

体温調整　発汗作用によって体内の熱を放出し、体温を一定に保ちます。
保湿作用　皮膚表面に適度な湿り気を与えます。水分以外にも尿素、尿酸もこの働きに含まれます。
感染防御　サイトカインが感染防御の役目を果たしています。

アポクリン汗腺（大汗腺）

主として外耳道、腋窩、乳輪、臍窩、外陰部、肛門周囲などに分布し、毛包とつながり、毛包上部に開口しています。思春期に発達し、更年期になると次第に萎縮します。ここからの汗は、タンパク質や脂肪を含み、粘性のある乳白色をしています。本来は無臭ですが、空気中で変質して特有の臭いを発します。

ワキガ（腋窩症）は、アポクリン汗腺の肥大と分泌異常が原因です。

皮脂腺は、皮脂を分泌する器官で脂腺ともいいます。手掌、足底を除いたほぼ全身に分布しており、毛包に開口しています。

また、独立皮脂腺と呼ばれ、毛包に関係なく直接皮膚表面や粘膜に開口するものもあり、口唇、眼瞼、乳輪、肛門、外陰部などに見られます。

皮脂の分泌量は、1日に1〜2g程度ですが、個人差が大きく、また性別や年齢、季節などによって変動します。

皮脂の成分は、半分近くが中性脂肪（トリグリセリド）で、その他、ワックスエステル、遊離脂肪酸、スクワレン、コレステロールなどです。

皮脂腺は次のような汗と混ざり合って弱酸性（pH4.5〜6.5）の皮脂膜をつくり、皮膚表面の細菌の繁殖を抑えると共にアルカリから皮膚を保護します。さらに、皮膚の水分の蒸発を防ぎ、潤いや滑らかさを保ちます。

汗腺からの汗と、皮脂腺からの皮脂が皮膚表面で混ざり合って薄い膜をつくっています。これが皮脂膜であり、弱酸性を保ち、次のような働きをしています。

- ・外界からの細菌などの侵入を防ぐ
- ・殺菌作用
- ・角質層の剥離を防ぐ
- ・皮膚の水分の蒸発を防ぐ
- ・皮膚に柔軟性を与える
- ・皮膚を滑らかにする

皮膚表面の酸性度は、皮膚の健康度を示しています。これは、皮膚表面の皮脂膜のpHのことを指します。健康な皮膚の皮脂膜はpH4.5〜6.5の弱酸性で、これは皮脂に含まれている遊離脂肪酸や、汗に含まれている乳酸やアミノ酸の影響のためです。皮膚のpHには個人差があり、肌質とも関わりがあります。皮脂分泌が盛んな脂性肌の場合は、酸性に傾き、乾性の場合は、アルカリ性に傾きやすくなります。

....・【pH（ペーハー）とは】・・

pH（ペーハー）とは、その物質が酸性であるかアルカリ性であるかを具体的に指数で表すもので、正確には、「水素イオン濃度指数」のことです。

「0」〜「14」まで分けられ、中心となる「7」が中性となります。数値が低いほど水素イオンが高く、酸性が強いのです。逆に、数値が高くなると水素イオンは低く、アルカリ性が強くなることを表します。

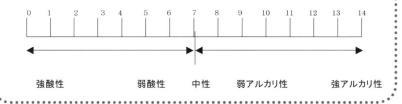

　健康な皮膚は弱酸性なので、皮膚表面にアルカリ性物質が触れても、短期間のうちにこれを中和して本来の弱酸性に戻す力があります。このような表面を一定に保とうとする力を「アルカリ中和能」といいます。これにより、アルカリ性の石けんなどを使用してもカブレや皮膚障害を起こさずに元の状態に戻すことができるのです。

皮膚の生理作用

　皮膚には、私たちの体を守るためにいくつかの作用を持っています。一見して判断がつくのが、体の健康状態や、精神状態、人種、性別、個人の区別や年齢です（表現作用）。触覚、痛覚、圧覚、温覚、冷覚などを感知します（知覚作用）。

　気温の変化から体を守るために体温調節し、一定の体温を保っています（体温調節作用）。たとえば、気温が高いときは皮膚表面の血管が拡張し、血流が盛んになり、放熱しやすくします。また、発汗が増し、気化熱として熱を奪います。

　気温が低いときは、皮膚表面の血管が収縮し、放熱を防ぎます。汗の分泌も少なくなり、熱が逃げるのを防ぎます。筋肉も震え、鳥肌を立てるなどして収縮させ、放熱を防ぎます。

　そのほか、①機械的・物理的な外力を防ぐ　②水分の体内への侵入を防ぐ　③化学物質の刺激や侵入を防ぐ　④体液の不必要な喪失を防ぐ　⑤太陽光線に対して反射・散乱・吸収により、光線の有害な影響を防ぐ　⑥細菌の繁殖や侵入を防ぐ　⑦抗体を産生して、侵入した異物の悪影響を防ぐなどの働きで私たちの体を守っています（保護作用）。

　皮膚も呼吸します。わずかながら（肺呼吸の1％）炭酸ガスを放出し、酸素を吸収しています（呼吸作用）。

　体内の余分なものを排泄する作用も持ちます。皮脂腺から脂を分泌したり、汗腺から汗を分泌したりします（分泌・排泄作用）。

　反対に、ある特定の物質は皮膚の表面から浸透して体内に吸収されます

（吸収作用）。これを「経皮吸収」といいます。経皮吸収の経路は、毛孔からの吸収と表皮からの吸収があります。性ホルモン、副腎皮質ホルモン、油溶性ビタミンなどが皮膚から吸収されやすい物質です。

　また、老化に伴い、骨粗しょう症を発症しやすくなりますが、骨へのカルシウムの吸着を助けるビタミンＤは皮膚が紫外線を受けてつくられます。

皮膚のバリア機能

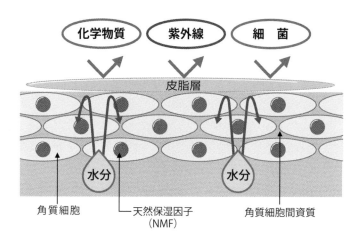

肌タイプの特徴1 普通肌（ノーマルスキン）

「健康で美しい肌」に最も近い理想的な肌です。特別な手入れをする必要はありませんが、この状態を維持するための手入れを行って、健康な素肌美を保つような心掛けが大切です。

普通肌とは

・皮脂、汗の分泌が適度で潤いがある。
・キメが整っていて細かく、滑らかである。
・血色が良く、透明度も高く、張りと弾力がある。
・メラニン色素に異常が無い。
・皮膚の神経（痛覚・温覚・冷覚・触覚）の感受性が正常である。
・皮膚の表面や毛孔、汗孔が清潔である。

お手入れのポイント

・必要に応じて老化角質を取り除く。
・入念に汚れを取り除き、皮膚を清潔にする。
・マッサージなどによって血液循環を促し、肌の新陳代謝を高める。
・日常の手入れを怠らず、現状維持に努める。

　皮脂分泌が少なく、また水分保持能力が低下した肌をいいます。女性は男性ホルモンが少ないので、皮脂膜形成力が少なく、皮膚は乾燥に傾きます。

　皮膚に潤いをもたせる角質層の水分量は、「皮脂膜」と角質層の中の「ＮＭＦ（天然保湿因子）」、および「細胞間脂質」によって保たれています。通常、水分量は 15 〜 20％が理想とされていますが、乾性肌の場合は、10％以下になっています。

　このような状態が続き、お手入れを怠ると、シワや肌荒れを招くことになるので注意が必要です。

　ビタミンＡが不足すると、角化が不全になり、角質層が鱗片となって剥離します。

　乾性肌は、皮脂分泌が不足して起こる場合と、保湿能力が低下して起こる場合があります。よって、皮脂腺の機能を高めて皮脂膜形成力を正常にすること、または、ＮＭＦの産生能力を高めて細胞間脂質の働きを活発にすることなどを目的にトリートメントを施していくことが大切です。

乾燥肌の原因

【外因】
①紫外線
②人工環境（冷暖房など）
③アルカリ性化粧品の使用過多
④化粧品選択のミス、誤用

【内因】

①栄養（ビタミンA・B2・D・Eなど）不足

②水分の摂取不足

③薬の服用や塗布

④老化

⑤皮膚の炎症

⑥血液循環不良

お手入れのポイント

・皮脂を取り過ぎないように弱酸性、過脂肪の石鹸などを使うとよい。

・保湿効果の高い化粧水を使用し、表面は油分の高いクリームなどで水分の蒸発を防ぐ。

・ビタミンAやEを配合したクリームを選ぶ。

・外部刺激に弱くなっているので摩擦は厳禁。

肌タイプの特徴3　脂性肌（オイリースキン）

　皮脂が過剰に分泌し、酸性に傾いています。キメが粗く、肌が厚ぼった
く感じます。毛孔に汚れや皮脂が詰まりやすく、ニキビの原因となります。

乾燥肌の原因

【外因】

①脂肪食品や糖質の摂り過ぎ

　脂質や糖質の摂り過ぎは、皮脂の分泌を盛んにします。

②気温

　気温の上昇により、皮脂腺の活動が盛んになり、分泌が促進されます。

【内因】

①遺伝（体質的に、皮脂腺の機能が発達している場合）

　男性は、女性に比べ皮脂腺が大きく、皮脂分泌が旺盛です。これは男性
ホルモンが皮脂腺の機能を亢進させることに起因しています。

②性ホルモンのアンバランス

　　思春期や更年期、また婦人科系の疾患によって性ホルモンのバランス
が崩れ、男性ホルモンが優位に働くためです。

③胃腸障害やビタミンB群（B₁、B₂、B₆）の不足

　消化不良や下痢でビタミンが不足し、脂質や糖質の代謝が損なわれます。

お手入れのポイント

・余分な皮脂を取り除くため、十分に洗顔を行う。

　（過度に皮脂を取り過ぎると、保湿因子まで取り去ってしまうので注意）

・油分の少ない化粧品を選ぶ。

肌タイプの特徴4 混合肌（コンビネーションスキン）

　顔の部位によって、コンディションの異なる肌です。部分的に乾性や脂性の状態で、両方の性質が複合した肌です。主にTゾーン（額・鼻・あご）の部分は、ほかより皮脂腺が多いためにオイリーに、目のまわりや頬はドライになりがちです。

お手入れのポイント

・それぞれの部位に、その状態に合ったお手入れをする。
・脂性部分は皮脂腺の働きを正常化させ、乾燥部分は保湿に気をつける。

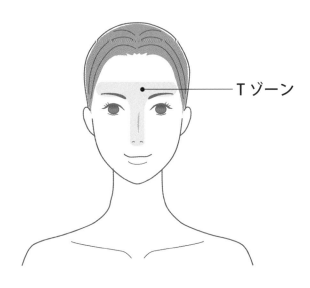

Ｔゾーン

老化による皮膚のトラブル

　皮膚は多くの場合、身体の自然な老化現象に起因しています。加齢に伴い、身体の機能が衰え、皮膚細胞も不活発になります。皮膚が老化すると、次のような状態が見られます。

①表皮角質層の水分の減少
　水分を角質にとどめるNMF（天然保湿因子）や細胞間脂質が減少し、水分量が少なくなるために、皮膚表面の潤いや張りを失います。

②皮下脂肪の減少
　肌に弾力がなくなり、たるみやシワを発症します。

③皮脂腺や汗腺の分泌機能の低下
　皮脂量が不足すると乾燥が進み、柔軟性や滑らかさを欠き、有害物質に対する防御力が低下します。
　汗（水分量）が不足すると、体外への老廃物の排泄が劣り、腎臓に負担をかけます。また、体温調節に変調をきたします。

④真皮線維の変性
　膠腹線維や弾力線維が変性、減少して、皮膚は張りと弾力を失います。また、線維間を満たす基質成分（ヒアルロン酸など）の減少によって、保水力を失い、乾燥やシワを発生させます。

⑤角化サイクルの異常（過角化）
　角質層の過剰産生、或いは老化角質の増加により、新陳代謝が遅れて皮

膚は硬化します。

老化の原因

　しかし、皮膚の老化は加齢現象によるものばかりでなく、以下の要因よっても促進されるため注意が必要です。

【外因】
　①紫外線
　②乾燥した空気、および寒気
　③塩水
　④汚染した空気
　⑤誤ったスキンケア

【内因】
　①加齢（線維組織の変性、分泌機能の低下）
　②精神的ストレス
　③血液循環の不良
　④極端なダイエット
　⑤偏食（ビタミンB_2・Eなどの不足）
　⑥喫煙

皮膚の老化予防

　皮膚の老化を防ぐ、または老化の進行を遅らせるには、正しいお手入れ方法と正しい化粧法が最も重要です。

正しい肌のお手入れ

①皮膚を乾燥させない。

②皮脂を取り過ぎない。

③熱い湯で洗顔しない。

④洗顔後の冷水使用をする。但し、肌の弱い人は微温湯が良い。

⑤皮膚を清潔に保つ。

正しい化粧法

①自分の肌に合った化粧品の選択をする。

②正しい使用順序を守り、怠らない。

③厚化粧は避ける。

④就寝前、早めに化粧を落として適度の栄養を補給する。

環境

①騒音やストレスを避ける。

②日光（紫外線）の直射を避ける。

③室内の湿度や温度に注意する。

心理面

①十分な睡眠で精神の安定をはかる。

②ストレスを解消し、朗らかに。

体内環境

①適度な運動を行い、代謝を促す。

②新鮮な酸素を深呼吸で取り入れる。

③疲労をためない。

栄養・嗜好品

①栄養のバランスに気をつける。

②カルシウム、鉄分、リン、ヨード、ビタミンA・B2・C・Eを十分に摂る。

③塩分を摂り過ぎない。

④肉の摂り過ぎに注意する。

⑤牛乳、緑黄色野菜、フルーツなどは積極的に摂る。

⑥刺激の強い香辛料、タバコを控える。

スキンチェックの方法と考え方

　スキンチェックの方法にはいくつかありますが、肌の状態を見極めることは、カウンセリングにおいて重要なポイントとなります。具体的には、「聴く」「観る」「触れる」ことによって総合的、客観的に分析します。化粧品の選択、施術の流れ、アドバイスなどを考える基本となりますので、十分な観察と正しい判断力が必要となります。

聴く

　お客様ご自身から、肌の状態をお聴きし確認します。同時に、カルテなどを活用して、肌の状況だけではなく、肌を取り巻く生活環境や習慣に関する情報を確認することも重要です。

（自然環境、健康状態、睡眠、食生活、スキンケアの方法、性格など）

観る

　観ることにより、肌の状態を観察します。肉眼で判断できない場合は機器を使います。

・肉眼による観察

　顔色、キメ、毛穴、ツヤ、潤い、シワ、たるみ、厚さ、スキントラブル（ニキビ、シミ、敏感など）

・機器を用いた観察

ウッドランプ（蛍光検査灯）

紫外線を肌に当てて、肉眼では見えない表面、皮下の状態をチェックします。潜在するシミや、表面に出てきていないトラブルが確認できます。

・マイクロスコープ（皮膚表面拡大ビデオ）

スコープにより、肌表面を約３０～２００倍にまで拡大できます。キメ、毛穴、シワの深さなどが確認できます。

※その他、「水分計」「皮脂量計」「弾力測定器」「皮膚表面温度計」などがあります。

触れる

　手で肌に触れることで肌の状態をチェックします。観ただけではわからない状態をチェックします。

- **柔らかさ**　指先で優しく肌をつまみ、皮脂分泌量、水分量、角質の状態などを確認します。

- **張り**　指先で軽く触れ、張りを確認します。老化の程度が確認できます。

- **温度**　皮膚温が高いほど皮脂分泌は活発で、ほてりやすく敏感になりやすく、皮膚温が低いと皮脂分泌が少なく、新陳代謝が不活発となり、血色が悪くツヤがない肌になりやすい傾向があります。

- **弾力性**　優しくつまんだ時の感触と、指を離した時の戻り具合から判断します。

- **スキントラブル**　シワやたるみなどの加齢によるトラブルの確認に効果的です。

皮膚は内臓の鏡（皮膚と内臓の関係）

　私たちの身体は、全体が健康に働いている時には、全ての機能は順調な営みを続けています。そのため、内臓が不調であると、皮膚にもその影響が現れてきます。

　また、逆に皮膚の変化から内臓の不調を知ることもできるのです。顔色を見たときに、血色が悪いとか、生気がないなどという場合は、身体に不調箇所があるかもしれないという考え方をすることができるのです。

　内臓の不調による生理機能の変化が、皮膚に影響を与える例をみてみましょう。

肝臓

・乾燥肌になる

　肝臓は栄養素の貯蔵庫になっているため、脂溶性ビタミン（A・D・E・K）も肝臓に貯蔵されます。肝臓の機能が低下すると、これらのビタミンの欠乏症状が現れてくるのです。

　たとえば、ビタミンAが欠乏すると、皮膚は乾燥肌に傾いてきます。正常な角化が行われないため、ザラザラした肌になる、爪や毛が弱くなるなどの症状も現れ、角膜の乾燥なども起こります。また皮膚の抵抗力が弱くなり、感染症になりやすくなるなどの影響が現れてきます。

・肌荒れを起こす

　肝臓の解毒機能の低下により、血液中に有害物質がまわってしまい、肌荒れや蕁麻疹、湿疹などが起こりやすくなります。

・日光に過敏になる

　肝機能が低下すると、皮膚が敏感になります。日光に過敏に反応をして、皮膚が荒れたり、赤くなってほてったり、シミが発生しやすくなったりします。

・手掌紅斑・クモ状血管腫が現れる

　肝機能の低下により、毛細血管が拡張し起こります。手の平が赤くなったり（手掌紅斑）、胸や背中、上腕部に血管拡張（クモ状血管腫）が現れてきたりします。

・黄疸を起こす

　肝機能に障害があるとビリルビンが処理しきれず、皮膚や白目が黄色くなります。

・女性ホルモン過剰になる

　余分な女性ホルモンは、肝臓で処理されるため、肝機能が低下すると女性ホルモンが過剰になり、男性では乳房が大きくなったり、髭の伸びが悪くなったりします。

胃腸

・新陳代謝が低下する

　胃腸の働きが悪くなると、食物の消化、栄養素の吸収が十分でなくなるため、肌の新陳代謝が低下し抵抗力も弱まります。

・肌荒れ・吹き出物・ニキビが出る

　便秘を起こすと、便に含まれる有害物質が吸収されて、肌荒れやニキビができやすくなります。

・蕁麻疹などが起こる

　胃腸の機能が低下すると、消化機能も弱まり、十分に分解されないものが吸収され、中毒を招くことがあります。特に、飲酒が加わることで吸収が促進され、蕁麻疹などの皮膚疾患を起こしやすくなります。

・飲酒

　鼻を中心に両頬が赤くなり、顔全体にニキビのようなブツブツができます。胃腸障害やビタミンＢ２の欠乏、脂漏、精神的・内分泌的因子などが原因と考えられています。

腎臓

・肌荒れを起こす

　腎機能が低下すると血中に有害物質が増え、肌荒れを起こしたり、乾燥肌になったりします。

・浮腫になる

　腎機能が低下して、水分・ナトリウムの排泄障害があると浮腫（むくみ）が現れます。また、肌の水分量が増えることで、肌の光沢がなくなったり、くすみが出てきます。

第2部

スウェディッシュマッサージのテクニック

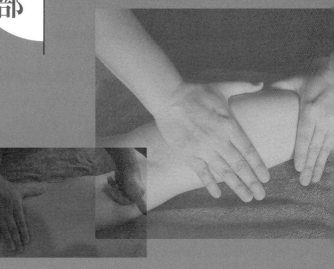

第1章　施術の準備

クライアントにとっても、セラピストにとっても、トリートメント
環境を整えておくことは、たいへん重要です。

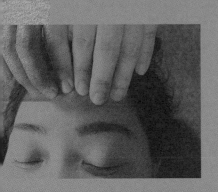

サロンのセッティング

1 安全性

　クライアント、セラピスト双方にとってサロンは安全性が十分に確保された環境であることが絶対条件です。空調、照明、静穏性、滑りにくい床材、十分な強度を持つ快適なトリートメントベッド（アメリカアースライト社製が人気です）、外部からの侵入者から守られている構造、火災や自然災害への対応力、セラピストが技術・商材・禁忌について必要な知識を有していること。

2 リスク管理

　火災とその被害の可能性を限りなく抑えていること（例：不燃性のカーテン、可燃焼性材料を耐火キャビネットで保管している、ABC消化器を備えている、商業ビルの場合は防火壁、排煙機構）、火災・地震の際の指定避難場所までの経路の表示と避難訓練の定期的実施、避難の際、クライアントおよびセラピストが使用するヘルメット・防塵マスク・水の備品があること。

3 快適性

　クライアント用のガウン、スリッパが心地よいこと、音源が優しいこと、照明の照度を調整できること、利用するリネン類が清潔で快適なこと、セラピストの身だしなみが衛生的で清潔であること、利用する商材、オイル、アロマ製品が一定の品質以上であること、シャワーブース・バスが備わっていればなお望ましい、静穏であること。

施術者のスタンス・姿勢・動作

　マッサージを定期的に施術するセラピストは自分の活動には身体能力が必要であることを知っています。施術する際、スタンス・姿勢・動作が正しく調整されなければ、マッサージを施術することはとても疲れる事だと気がつくでしょう。施術は同時に酷使症候群を誘発する可能性があります。

　最大の効果を上げるためにはセラピストは人間工学の原理に基づいた状態で施術することが必要です。スタンス、姿勢が安全であること、および動作が効率的であるかへの配慮が必要となります。

　学習の初期段階ではこれらは少し複雑に思えるかもしれませんが、気落ちする必要はありません。随意運動の技術同様、洗練されたテクニックは練習によって獲得されます。訓練の最初は完璧を望まないことです。

サポートの土台

　足の位置が重要な理由は3つあります。

　第1に足の位置がよければセラピストはクライアントの体のすべての部位に無理なく届きます。手関節、腕、脊椎はポジションにストレスがなければ、セラピストの体重を一方の足から別の足へ移動させることで施術することが可能です。わざわざ届くように努力する必要はないわけです。

　第2に、体軸の回転を発生させないで体重移動を可能とするためには足の向きが重要です。体重を移動する方の膝は屈曲しフェンシングの突き出しのようなポジションとなります。

　第3に足の位置はバランスのために重要です。人体はサポートの土台と

して足に依存しています、つまり足が囲みスペースを作っている場所です。足を離せばサポートの土台は広くなります。

　体重は重力線を通して床に移動します。土台中央に重力線があれば体は一番安定します。土台の外に重力線があると体のバランスがとれません。これはサポートの土台が大きいときにはあまり発生しませんが。安定性とバランスとは体のリラックス状態を保ち筋肉が自由に動きセラピストは緊張せずに施術が可能となります。

スタンス

　セラピストは施術する方向に顔が向きます。施術する体の部位によって顔の向きは変化します。

【縦に長い施術】

　例として背中のエフルラージュ（図）では、セラピストはトリートメントベッドの左に接近して位置し、体軸の回転を行なわないで、手はストロークを開始できます。

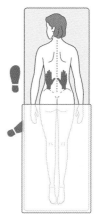

　左足は右足の前方に踏み出しています。左足はトリートメントベッド頂上部の方向を指しています。右足は角度がついています。セラピストは体重を利用してストロークに圧を与えます。ストロークが背中を上がってゆくにつれて、体重は右足から左足に移動します。左ひざは屈曲し、突撃のポジションとなります。

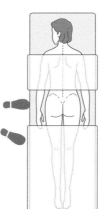

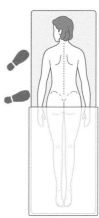

【体軸を横切る施術】

　例として背中のリンギング（図）ではセラピストはトリー

トメントベッドに接近して位置し、クライアントの背中を横切る方向に顔が向きます。

左足は胸腰部の位置にあり、そこが施術を始める場所です。右足は角度がつき体軸を回転することなく腰部右側の施術が出来ます。ストロークが臀部方向に進むにつれセラピストの体重は右足へ移動し膝が屈曲します。

胸部右側を施術するためには、セラピストは足の位置を調整しなおします。今度は右足は胸腰部の位置に置きます。

【特定の構造に対する狭い範囲の施術】

例としてフリクション（図）では、セラピストはトリートメントベッドに接近して位置し、クライアントの施術する部位に顔を向けます。

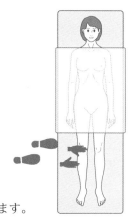

左足は右足より前に位置します。左手はクライアントの大腿をサポートし右手が施術を行ないます。左よりも右足に体重がかかります。これは深い施術です。腕を通してセラピストの体重がクライアントに大きく移動し、クライアントの体組織に圧を加えます。

【姿勢と動作】

クライアントの筋骨格システムへのリスクの要因を有する施術の際にはセラピストは一定した安全な姿勢に基づいた行動が必要です。主なリスクと予防のサジェスチョンは以下のとおりです。

●遠すぎる範囲に手を伸ばすことは体軸の危険な動作の原因となり、筋疲労、柔らかい体組織の損傷に関係します。

予防：セラピストはトリートメントベッドに接近して位置します。スタンスが正しければどの場所にも施術できます。

背の低いセラピストが背の高いクライアントを施術する場合、施術場所を区分に分割することで、区分ごとにポジションを調整します。

●腕の上昇が長引くと肩甲骨に負荷がかかり、疲労し、柔らかい体組織の損傷や末梢神経の損傷の原因となります。

予防：施術面の高さ位置を正しく保ちます。腰のすぐ下であれば、肩を45度以上に屈曲させる必要が発生しません。

●圧が過大な場合関節の損傷の原因となります。手首、指関節、親指が最もリスクに曝されます。

予防：動作の繰り返しを長時間行なわず、これら関節の過伸展を避けます。圧をかける必要がある場合は関節をニュートラルポジションに保ちます。セラピストも関節周辺のエフラージュをあらかじめ行っておきましょう。

●腕と手の筋肉の活動を長時間行なうと、筋疲労の原因となります。

予防：腕だけで圧をかけないようにします。セラピストの手を通してクライアントに体重を移動します。セラピストの肩、腕、手が緊張していてはなりません。必要な効果を得るための動作を最小とします。体軸に対して45度の角度の、腕をのばした状態でクライアントに体動をかけやすいです。

●バランスが悪いと間違った動作を行なってしまいます。

予防：スタンスを正しく保ちます。サポートの土台を広くすれば重心の中心を低くできますし、平衡を保てます。適切なタイミングで片方の足から別の足に体重を移動することで、力学上のバランスが確保されます。

第2部

第2章
スウェディッシュマッサージのテクニック61

Effleurage（エフルラージュ）の技術

　エフルラージュは花びらにそっと触れるというフランス語からきています。圧は極めて軽く、中程度までに限られます。決して強い圧では施術しません。

　最も重要な点は皮膚に対して水平の張力を発生することです。水平の張力を発生させるために、セラピストの掌は水平の状態を求められます。指先が上がってしまうことは厳禁です。

　最初に手根からタッチし、掌、指先をタッチし、掌全体がこわばらず、柔軟であることが必要です。皮膚の下に多少の起伏があっても、常に皮膚とのコンタクトを一定に保つことができます。

　水平の張力が発生している証として、セラピストの指先に皮膚のしわが出来ていることを確認しましょう。速度は毎分30～40ストロークで行います。実際ストップウォッチを使って自分で計測してみましょう。

　エフルラージュのストロークは、静脈流が心臓へ戻る方向に行います。ストロークの開始点に手を戻す場合、指先でクライアントのボディに軽くタッチを続けて戻ります。これにより、クライアントに安心感が生まれます。

エフラージュの一般的な特徴

1．人体のどの部位に対するトリートメントも、エフルラージュで始まり、エフルラージュで終わります。最初の印象は特に重要で、それによりクライアントは施術を受ける心理的な抵抗が和らぎ、セラピストとの間の信頼関係が築かれます。

2．潤滑剤（オイル、パウダー、クリーム）を広げる役目があります。

3．クライアントの皮膚と皮下組織の状態を確認することが出来ます。

4．手技と手技との繋ぎの役目をします。

5．リンパ液、細胞間質液の静脈流への還流速度を上げ、老廃物の排出に役立ちます。

コンタクト

セラピストの手と指は完全にリラックスした状態で、フラットなコンタクトを保ちます。

施術エリアのサイズと形状に応じて、片手、両手、四指、親指を利用します。

ストロークの方向

1．皮膚の状態に応じて手、指を使い分けます。異なる方向に利用できます（クロッシング、縦方向、サーキュラー、スパイラル、Z型）。

2．正しい方向は施術エリアの皮膚の調子、骨格筋の構造に対応して決められます。

3．長いストロークは静脈・リンパ排出方向に沿って施術します。

4．ストロークの長さは変える事ができます。その結果マッサージセグメントにコンタクトしている時間も変化します。

5．静脈流の方向（心臓に向かう求心方向 centripetal direction）に向かうストロークです。ストロークの方向は遠位部（Distal）より始め近位部（Proximal）に向います。

6．終点まで圧が抜けてしまわないように注意します。軽く触れた状態を保ち、開始位置に戻ります。

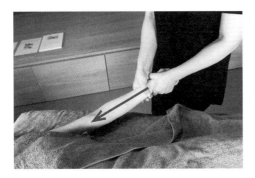

腕のような円筒形の部位に対して
ストロークを行います。
クライアントの片手を、セラピス
トが左手で掴み安定させます。こ
のように施術の際に、クライアン
トのボディに主にコンタクトする
手ではなく、もう一方の手で施術
を助ける手の事をサポートハンド
と呼びます。

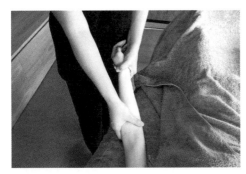

腕のストロークでは肘の手前でス
トロークを停止することはせず、
肘を超す先までストロークを続け
ます。これにより肘関節周辺のリ
ンパ節に向かう、リンパ排出効果
も期待できます。

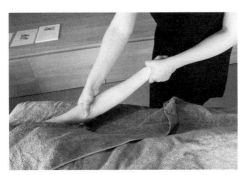

肘を通過するまでストロークを継
続します。肘の手前で停止しては
なりません。

圧と速度

1. 皮膚に対して水平方向にストロークします。その結果皮膚に水平方向
の張力が生じます。施術の間、皮膚に軽い圧が加わり続け、中程度の
圧が筋肉組織に達します。ただし下部の骨格組織を押すほどの圧は加
えません。

2. 1つのセグメント（施術区分）の中で速い、遅い、可変速度の3種類を
使い分けます。

3. 低速度(毎分35～40ストローク)から中速度での施術が一般的です。
低速度はストレス軽減効果があります。

4. 高速度(毎分80～100ストローク)は神経組織をより活性化します。
毎分60以上のストロークは神経組織を活性化します。このような早
いストロークの場合でも、セラピストの掌が安定したコンタクトを維
持していることに注目しましょう。また、指先が跳ね上がったりもし
ていません。

5. 圧は軽い、中くらい、やや深く達する程度、可変の4種類を使い分けます。

6. 手や指を重ねることで圧を強める事が出来ます。強めの圧を利用する
場合は、皮膚の過剰なストレッチングを予防するために、潤滑剤を利
用します。

7. 圧はコンタクトエリア全体に均一であることが必要です。指の圧力が
不適切に加わると効果が阻害されます。

効果

1. 静脈血、リンパ液の静脈への還流を促進します。その結果老廃物や化
学的刺激物（痛み物質等）の除去を助けます。

2. 筋線維を軽くストレッチします。

3. 軽いエフルラージュの場合、緊張を低下させます。深いエフルラージュ
の場合緊張を増加します。

微小循環

　毛細血管を中心とした血液の流れと物資交換のプロセスの呼び方。リンパ管の機能の影響を受ける。細動脈、毛細血管、細静脈からなる。

毛細血管での物質交換

　血液が毛細血管を移動する間に、血管壁を介して周囲組織との物質交換（各組織に水、酸素、栄養素を配び、炭酸ガス、代謝産物、水を再吸収する）を行なう。

交換血管

　赤血球の直径（7.5μm）と同じ太さか、より細い血管で平滑筋はなく、内皮細胞１層と基底膜から成る。内皮細胞間に隙間がある場合が多く、血管内の血液と血管外の組織液との間で物質を交換するのに適した構造をしている。

毛細血管構造の種類

　①連続型 骨格筋など　②有窓型 腎糸球体など　③不連続型 肝臓など

毛細血管の窓

①基底膜（物質透過性が高い）　②赤血球　③細胞膜を通り抜ける物質（酸素、二酸化炭素）　④水や溶質（ナトリウムイオン、カリウムイオン、グルコース等）⑤大きなたんぱく質

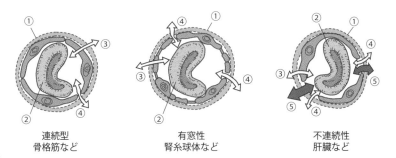

連続型
骨格筋など

有窓性
腎糸球体など

不連続性
肝臓など

構造による物質通過の違い

①細胞膜（内皮細胞）を通り抜ける物質　　酸素・二酸化炭素など

②内皮細胞と内皮細胞の間の隙間、腎臓でみられる内皮細胞に開いた窓を通る物質

　水、溶質（ナトリウムイオン、カリウムイオン、グルコースなど）

③内皮細胞の隙間の大きな箇所と通る物質　　肝臓でみられる血漿蛋白質

血管の役割

血液量、血流量、血圧の3つを最適化する。血液循環には体循環と肺循環がある。

体内の血液分布	血液量（ml）	割合（%）
肺循環	1,300	25
肺動脈	400	
肺毛細血管	60	
肺細静脈	140	
肺静脈	700	
体循環	3,100	59.6
大動脈	100	
動脈	450	
毛細血管	300	
細静脈	200	
静脈（大静脈を含む）	2,050	
心臓	250	4.8
その他	550	10.6
	5,200	

手技の図解

1. 対象セグメントの遠位部からストロークを始めます。

2. 最初に皮膚とコンタクトする際は、体組織表面に軽く沈み込む均等な面圧を加えます。

3. 曲面に施術する場合は体の輪郭に合わせストロークを行います。

4. ストロークはリズミカルに行います。

5. ストロークは終了時まで圧が抜けてしまわない事に気を付けます。

6. 1つのセグメントでストロークを複数回行う事が一般的です。1回目のストロークを終了した後、手を持ち上げ次のストロークのために開始位置に戻ります。同じラインをなぞってストロークを行ないます。

7. 対象セグメントをすべて完了するまでストロークを続けます。

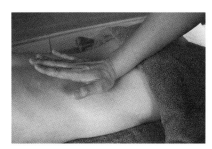 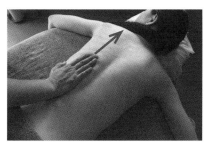

手根エリアで優しくコンタクトします。指先を伸ばし掌全体を水平にします。

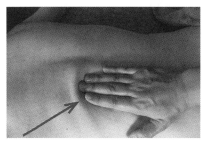

両手を使ったエフルラージュを行います。セラピストの手が常に安定した水平の形をし、皮膚の下の起伏に柔軟に対応し、指先にしわが形づけられていることに注目してください。これが水平方向の張力が発生している証です。

タイプ 1　フラットで浅いエフルラージュ

対象部位
皮膚

コンタクト
手は指先を揃えフラットにコンタクトさせます。

ストロークの方向
　静脈流とリンパ流の方向に沿って施術します。両手を使う場合は互いの手の間隔を少し開けた状態の平行、または互い違いにストロークできます。

効果
　局所的な微細循環（毛細血管）が増加し、その結果代謝が刺激され、皮膚弾性も増加します。リズミカルなストロークは中枢神経に対する鎮静効果があり痛みを緩和します。

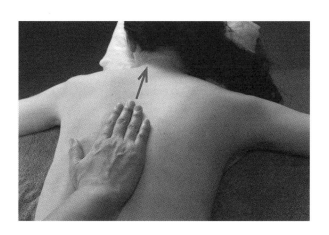

タイプ2　フラットで深い（強い）エフルラージュ

適量の潤滑剤の利用が必要です。

対象部位

背中、大腿、腹部に最適です。皮膚はさらに深く影響を受けます（結合組織、骨膜、表在筋も対象に含まれます）。

ストロークの方向

静脈流とリンパ流の方向に沿って施術します。

圧と速度

深い圧の影響は施術エリア全体に広がります。

効果

皮下組織内の間質液排出を促進します（16％〜58％の排出増加）。古くなった上皮を剥離し、ターンオーバー（上皮細胞の産生と成長）を刺激します。

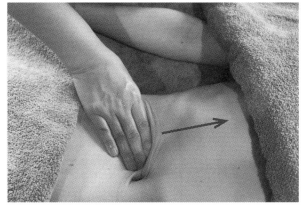

2指から5指の指表面でストローク。お腹のような柔らかい部位に対するエフルラージュは、上から下へ圧を加えないように注意を払います。あくまでも水平方向の張力を皮膚に与えることが重要です。

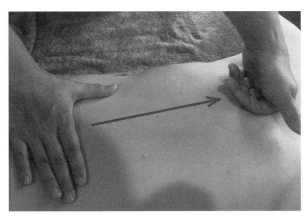

左手でナックルの形を作りエフルラージュを行います。ナックルの形は強い圧がかかりやすいので注意が必要です。あくまでも水平方向の張力を皮膚に与えます。ナックルの先に皮膚のしわが形成されていることがわかります。右手はサポートハンドの役をし、ストローク開始点に置いています。これにより、水平方向の張力が発生しやすくなります。

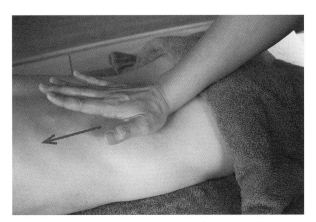

手根のみを利用したストロークです。皮膚には中程度の圧がかかっていますが、あくまで目的は水平方向の張力を発生することです。指先は上がったままです。

ワンポイント生理学　**神経組織**

神経系の構成

1．中枢神経　　情報を収集し、処理し、命令を伝える。

　　　　　　　　大脳、小脳、延髄、脊髄

2．末梢神経　　情報、刺激を脳に伝える。脳からの命令を伝える。

末消神経の構造的分類

（ア）脳神経　脳から出ている末梢神経

（イ）脊髄神経　　脊髄に出入りする神経

① 感覚情報伝達神経線維

② 運動情報伝達神経線維

末消神経の機能的分類

（ア）体性神経　骨格筋、皮膚、関節の感覚を伝える（随意的神経）

（イ）自立神経　循環、呼吸、消化、排泄の感覚を伝える（不随意的神経）

① 交感神経　　生体の活動、緊調時に優位。

　　　　　　　　Ｔ１～Ｌ３に起始。

② 副交感神経　休息、安静時に優位。

　　　　　　　　　脳幹（脊髄先端）に起始

　　　　　　　　　Ｓ２～Ｓ４に起始

骨格筋の情報伝達を担当する神経線維

名称	種類	担当	起始
遠心性神経	α線維	運動	
	γ線維	運動	
	Ｃ交換神経	血管運動神経	
求心性神経	Ⅰa、Ⅱ群線維		筋紡錘
	Ⅰb群線維		ゴルジ腱器官
	Ⅲ、Ⅳ群線維	筋・腱の機械・化学・痛覚受容器	

触圧刺激は脊髄反射を引き起こす。
脊髄反射＝脊髄に反射中枢（反射弓）を持つ反射。
反射弓＝感覚神経と運動神経とが一対を成して反射運動が起きる仕組み。

体性感覚

　四肢を始めとする身体の各部位の表面および内部の状態をモニターするシステムで、関係する受容器は身体の表面に広く分布しています。検知された情報は、それぞれの神経伝達経路を経て、大脳皮質の体性感覚野で処理されます。

体性感覚の伝達経路

1. 後索－毛体路

　運動中の姿勢制御に必要な、皮膚の触覚、筋肉・関節の状態（角度、動く速度）などを伝達します。神経線維は太く（ⅡまたはＡβ）、脊髄内の伝達速度も速いのが特徴です。

第1のニューロン　脊髄後根から入った神経線維は2つに分枝します。
・1枝　介在ニューロンとシナプス結合し、反射運動に必要な回路をつくります。
・2枝　脊髄背部の白質内（後索）を延髄へ向かって上り、薄束核・楔状束核に至る
　　　　＝末端からの神経線維の終着点
第2のニューロン　軸索は延髄を交差して、逆側の内側毛体に入って方向を転じ、視床に達します。そこで第3のニューロンに中継されて大脳皮質に至ります。

2. 脊髄視床路

　伝達速度は比較的遅くなります。
　温度や痛みを伝える比較的細い線維（Ⅲ、Ⅳ、またはＡδ、Ｃ）は脊髄へ入ると、すぐにそこの灰白質である第2ニューロンとシナプスと結合します。
　第2ニューロンの軸索は脊髄を横切り、反対側の脊髄白質側部へ入って方向を変え、視床へ向かいます。視床で中継されて、大脳皮質へ至ります。

① 把握持続型エフルラージュ

対象部位

首、肩上部、胸郭、腹部の外側表面、上肢、下肢

コンタクト

2指から5指までを一緒に揃え、親指は開き（外転して）圧迫します。

マッサージセグメントを両手で包む状態です。手の表面全体が皮膚に密着しています。

ストロークの方向

セグメントの下部から上部へ向けて一定の速度と圧で施術します。

圧と速度

密着している皮膚を圧迫することで圧を増加できます。

効果

・静脈流とリンパ流を促進します。

・リズミカルにストロークすることで、大きなエリアの感覚受容器が同時に刺激を受けるため自立神経システムを顕著に制御できます。

・感覚受容器の順応時間をより遅くすることで、施術効果が長くなります。

・ストレス軽減と痛み抑制のために、メディカルマッサージに利用できます。

※感覚受容器の順応

ある部位に持続的な刺激が加えられると、刺激の強さが変化しなくても感覚が次第に弱まる事があります。これは持続的な刺激によって発生する受容器細胞のインパルスの頻度が低下する生理的現象で感覚の順応と呼ばれます。感覚の種類で程度が異なります。触圧覚、嗅覚は順応が起こりやすく、痛覚では起こりにくいです。

　スポーツ競技の合間や競技後に施術すれば、筋肉の過緊張を緩和し、老廃物排出を助けアスリートのリハビリテーションに役立ちます。

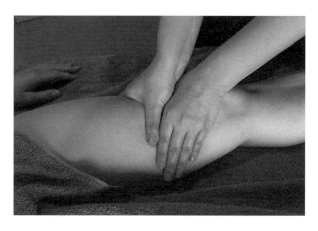

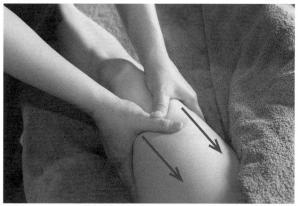

太腿のような大きな円筒の形をした部位には両手でストロークを行います。この場合中程度の圧がかかっていますが、ストロークの方向の先に皮膚のしわが発生し、水平方向の張力が形作られている事が分かります。

② 把握断続型エフルラージュ

ストロークの方向

マッサージセグメントを均等に分割し、それぞれの区分でショートストロークを行います。片手での施術の場合には、次のセグメントに移動し、次のストロークを開始します。

効果

・局所的血管拡張
・静脈流とリンパ流への刺激
・局所的体温上昇により皮膚や骨格筋の血流が増加します。

脊髄と大脳に向かう求心性感覚神経の放電量を増加することで、神経システムを刺激し、その結果、中枢神経と下部運動神経は骨格筋に向けて遠心性インパルス（神経信号）を送り、骨格筋の筋調と収縮能力を高めます。競技前のアスリートに適しています。

筋肉による血管に対するポンプ効果により低血圧のクライアントに有効だと期待できます。

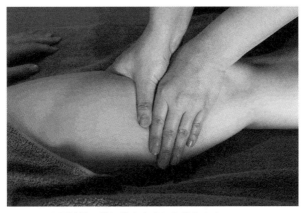

ストローク開始前。掌と指を皮膚に密着させる。

ワンポイント生理学　血管の調整機能

　血管平滑筋収縮を制御し血管径を変化させることで、動脈血圧を調整しています。調整の仕組みは次の3つがあります。

①神経性調整

　交感神経の節後線維が血管平滑筋に分布し、末端からノルアドレナリンを放出します。ノルアドレナリンは血管平滑筋のα1受容体と結合してカルシウムイオン濃度が上昇し、血管収縮が起きます。一定時間内の活動電位発生頻度が上昇すると、ノルアドレナリン放出量は増加し、下降するとノルアドレナリン放出量は減少し、血管径は大きくなります。

②液性調整

　血液中のホルモン、体組織で産生された代謝産物、各種イオンなどによる調整です。健康な状態では影響は低いですが、病的な状態では重要です。

1）血管収縮・昇圧物質

　　ノルアドレナリン、アドレナリン、アンジオテンシンⅡ、アルドステロン、アドレノメデユリン、バソプレシン（抗利尿ホルモン）、エンドセリン

2）血管拡張・降圧物質

　　アセチルコリン、ブラジキニン、セロトニン、ヒスタミン、プロスタグランジン、水素イオン、カリウムイオン、二酸化炭素、リン酸、アデノシン、乳酸

③局所調整（自己調整）

1）代謝性調整機構（ネガティブフィードバックの一種）

　　組織が活発化すると、代謝物質の増加や酸素の減少が作用して、細動脈拡張と毛細血管括約筋弛緩をもたらし、毛細血管の血流が増します。

2）筋原性調整機構（血管自体に備わった機能）

　　血圧が上昇すると血管が収縮し、血圧が低下すると血管が拡張します。特定の臓器のみでみられる現象です（脳、腎臓）。

血流は動静脈圧差と血管抵抗（血管径）によって調整されています。

大腿部を２～３分割し、それぞれの区分で一旦停止します。手を離すことはありません。大腿裏側でも同様に施術が可能です。

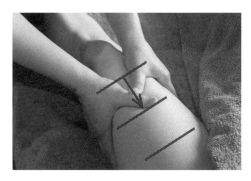

大腿の想像上のセグメント（区分け）と手の開始位置。

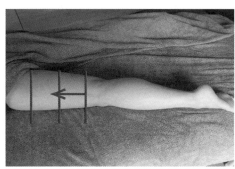

太腿のエリアを２つまたは３つの区分に分けてストロークします。最初の区分から次の区分へ移動する時、セラピストは両手で皮膚を把握している形を持続したままにします。手をいったん離すことはありません。

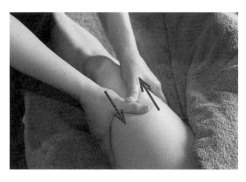

反対方向に手を動かすタイプ。比較的早いストロークの場合でも指の先にしわが発生しています。

③ リッジングエフルラージュ

対象部位

　大きな筋群、強い筋膜が支持しているエリアで施術します（掌、足底、大腿の外側表面）。

コンタクト

　手でこぶしを作り、指節間関節の近位または遠位で施術します。両手または片手で施術します。両手は1つの道具のように利用します。または少し間隔を離して施術します。

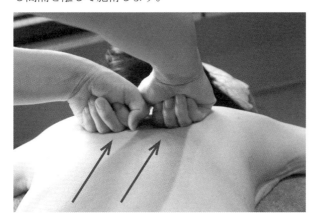

両手をともにこぶしの形にすることで、広い面積に対してストロークを行えます。軽い圧から中程度の圧までコントロールしやすくなります。セラピストは自分の足の位置を調整して、不自然な前傾姿勢で腰に負担がかからないよう工夫をします。

④ レイキングエフルラージュ

対象部位

　肋骨、特に肋間筋間隙エリアおよび腹部に有効です。

コンタクト

　マッサージエリアに手をフラットに、指の第1関節をわずかに曲げ、指を広げた状態で置きます。こうすることで指先と小指球エリアの圧が強くなります。片手または両手で施術できます。両手利用の場合、片方の手の後ろをもう1つの手が追いかけるように施術します。

ストロークの方向

セラピスト自身に向かう方向に施術します。

圧と速度

　片手を別の手に重ね圧をさらに強める事が出来ます。この場合、片方の手の指は、重ねた手の指の間に位置させます。

効果

　腹部エリアに施術すると、胃、小腸の運動が刺激され、消化活動を助けます。皮膚に対するストレッチング効果があり、皮膚の反射区の解消が期待できます。

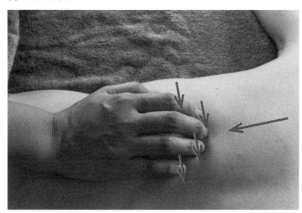

人差し指から小指までの４本の指先で皮膚を狭い範囲でストレッチングします。セラピストから遠い部位で開始し、区分ごとにセラピストに近い方向に移動します。

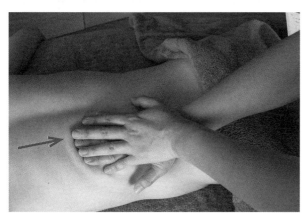

両手を同じ方向にストロークする場合の画像ですが、両手を反対方向にストロークすることもできます。又水平方向のストロークとは異なり、両手で円運動を描くこともできます。

⑤ 手を固めたエフルラージュ

対象

大きな関節（肩、膝）

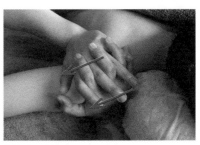

縦方向の並行

コンタクト

互いにからめた両手の掌表面を利用します。

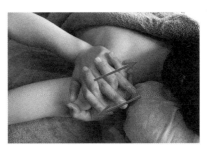

反対方向の並行

ストロークの方向

異なった方向に施術可能です。縦方向に並行、反対方向に平行、並行して円運動、反対方向に円運動をします。

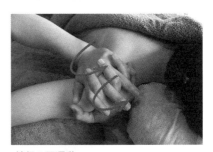

並行の円運動

圧と速度

両手を互いに向けて圧迫することで、圧を強める事が可能です。

効果

関節包、肋軟骨内の循環を促進し、変形性関節炎に有効です。

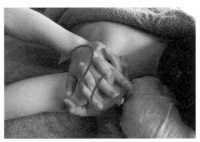

並行の反対方向の円運動

6 ピンチングエフルラージュ

対象

小さなエリア（前腕、手首関節、手、足）。

コンタクト

マッサージする箇所を、親指と2指から3指でつかみます。

ストロークの方向

足への施術のケースでは、関節をわずかにストレッチングします。

効果

関節包、靭帯、腱を緩めます。皮膚、筋膜、足底腱膜等に有効です。

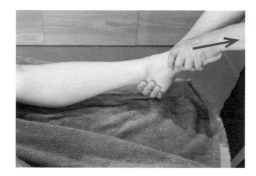

ストレッチングに足指先のピンチングエフルラージュを行います。

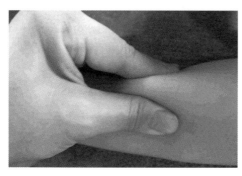

前腕での施術

Petrissage（ペトリサージュ）の技術
（英語では Kneading　ニーディング）

ペトリサージュの一般的な特徴

1. 体組織の柔らかい部分を最初に圧迫し、それを次に持ち上げ、絞り込み、回転させ、エンドフィール（マッサージの最終点で感じられる抵抗感）を感じる点まで組織をストレッチングします。

2. 皮膚組織、筋肉、靭帯に対して施術します。

3. 敏感な組織は痛みがあるので、ペトリサージュは用いません。

4. どの施術範囲でもペトリサージュのみの使用過多を避けることに留意が必要です。

5. ペトリサージュは、骨格筋内の2つの受容器（筋紡錘と腱器官）に影響を与えます。

6. 掌を体組織に対して45度の角度を保ち、前方へ圧を加えます。その際セラピストは自分の腕で下部へ圧を加えるのではなく、クライアントの体の内部へ向かって体重をかけることを意識します。セラピストは手の前面内部にクライアントの体組織の塊ができたら、掌と一体化してその塊を包み込み、組織をリフトしたあと、回転、もむ動作を加えます。

7. 筋肉が完全にリラクゼーション状態にあることが必要で、クライアントが自発的にリラックスすることが必要です。

8. 異なるタイプの刺激（圧迫、ストレッチング、ローリング等）が組み合わさり、交互に使われます。
そのため異なる受容体が常時刺激を受けている状態になります。施術中、皮膚、結合組織、骨格筋の受容体が膨大な求心性感覚信号を発生し、それらは中枢神経に向かって流れます。

9. 施術中、皮下組織、骨格筋がリズミカルに押されます。

対象

骨格筋。皮膚と結合組織構造も影響を受けます。

コンタクト

掌、指、指の腹全面、指先のみ。

両手施術の場合、片手で施術し、他方の手はサポート役になることもあります。

ストロークの方向

ストロークの方向と順番により、筋肉に対する影響が異なります。

1. **セグメント内の筋肉を刺激する場合（ふくらはぎの緋膜筋・腓腹筋エリアに対する施術の例）**

   中間点から開始します。その後膝裏のセグメントに移動します。アキレス腱を施術し、最後に筋腹中央に施術します。

2. **セグメント内の筋肉をリラックスさせたい場合**

   アキレス腱側でトリートメントを開始します。筋腹中央に移動し施術、最後に膝裏の部分を施術します。それぞれ2〜3回繰り返します。

   筋腹で利用する場合は圧迫とストレッチングが有効です。

圧と速度

・筋肉に働きかけるために中程度から遅い速度で施術します。毎分30〜50ストロークの範囲内でストロークのタイプにより決定します。

・筋肉をリフトし伸長するために必要な十分な圧を利用します。

・過剰な圧は厳禁です。

・圧は間欠性です。

・筋肉をつかむ施術の場合、潤滑剤はできる限り利用しません。トリートメント前にアルコールで体表のオイルを拭い取ります。潤滑剤を取り除いておいたほうが、より少ない力で施術ができます。

効果

1. ゴルジ腱器官を活性化し、その結果放出された感覚信号は脊髄下部運動センターを抑制します。結果的に筋肉に向かう遠心性運動刺激の量が減少します。

2. 静脈流、リンパ流の還流を促進します。化学的刺激物質の除去を促進します。

3. 線維組織の可動性と柔軟性を増加します。

4. 結合組織の伸展性と伸長を増加します。

5. 体性─内臓反射効果を誘発します。

6. 骨格筋の筋紡錘受容体を活性化します。脊髄前核内の下位運動センターに刺激を与えます。

7. 正常な筋調を支え、施術した筋肉の収縮能を活性化します。

8. クライアントはよりエネルギッシュ、楽観的に感じ、不安や気分の揺らぎが減少します。

9. 血管拡張効果により動脈循環を刺激し、同時に静脈流とリンパ排出を助けます。

10. 胸郭の表面に施術した場合、肺胞換気量が 24%、酸素消費量が 33% 増加します。

① 縦方向の持続型ニーディング

コンタクト

・片手または両手で施術します。両手を利用する場合は互いの手を追いかける形になります。

・手は脚の軸方向に位置させます。

・背中のような広く平らなエリアでは、筋肉線維の方向に手を向けます。

・ふくらはぎに対する施術の場合、親指と母指球エリアは施術する筋肉の片側に置きます。2指〜5指はその筋肉の反対側に置きます。

ストロークの方向

・筋肉とソフトティッシュウを十分に手でつかみ（掌全体を満たすように）持ち上げます。

・手元に対圧が生じていることが必要です。

・リフティングが最高点に達したら、2指〜5指と小指球とで、親指方向に向けて押すように、筋肉のストレッチングを開始します。

・親指と母指球エリアは反対方向に押します。

・筋肉を戻しますが、手を離してはいけません。

・同じエリアで3〜4回繰り返します。

・次の区分に移動します。

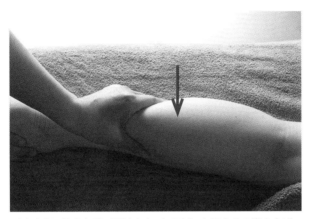

垂直方向に筋肉を引っ張ります。セラピストは自分の掌を広げ、
最初にクライアントのふくらはぎの筋肉を下に押し、筋肉の塊
をはっきり認識できてから、自分の掌の中にクライアントの筋
肉をなるべく多くつかみます。
掌全体で圧迫し、筋肉の塊を把握します。この時セラピストは
自分の指先がクライアントの筋肉に食い込んで痛みを感じさせ
ないように注意します。

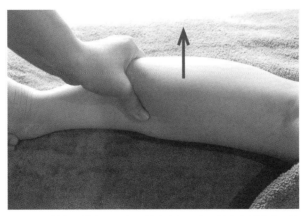

掌の中の筋肉の塊を骨からはがすように上に持ち上げます。持
ち上げた状態で最初はセラピストの親指側にストレッチし、元
の位置に戻り、次に四指側にストレッチし、元の位置に戻りま
す。この動作を数回繰り返します。

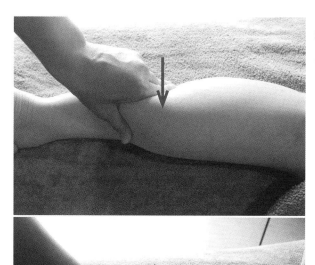

リフトした状態のまま
親指方向に筋肉をスト
レッチング。最初のポ
ジションに戻ります。

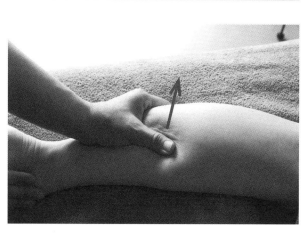

今度は2指〜5指方向
に筋肉をストレッチン
グ。

❷ 横方向の持続型ニーディング (=リンギング Wringing)

コンタクト

　両手は脚の軸を横切るように直角に位置させます。それぞれの手は親指を最大限外転し、残りの指は反対側に置きます。親指の指先は互いに触れている必要があります。四肢の大きな筋肉の筋腹での施術に適します。

ストロークの方向

・両手で筋肉と皮下組織を圧迫し、その後リフトします。

・片方の手を自分に向かって引き、同時に別の手は反対方向に押します。

・2 ～ 3 回繰り返したあと、反対方向にも押します。

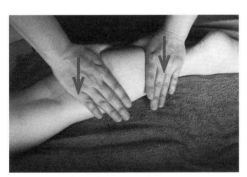

セラピストがクライアントの筋肉を自分の掌の中につかむところまでは同じですが、上にリフトしたあと、両手はそれぞれ反対方向に水平に押し出します。

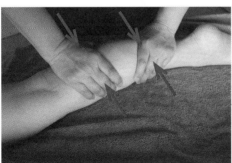

右手はセラピストから離れる方向に、左手はセラピストに向かう方向にストレッチングします。その後左右の手は、逆方向にストレッチングします。この動作を数回繰り返します。途中に筋肉の塊をつかんでいる指の圧が抜けてしまわないように注意します。

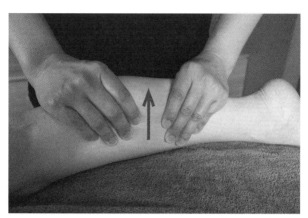

塊を把握した状態でリフトします。

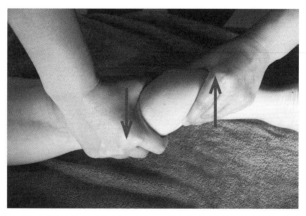

右手の親指と左手の2指～5指で筋肉を水平方向に押しながら
ストレッチングします。元のポジションに戻り、次に反対方向に
向けて筋肉をストレッチします。

③　指ニーディング（フィンガーニーディング Finger kneading）

コンタクト

掌表面、2 指～5 指の指先。手元はサポート役です。

ストロークの方向（背中施術のケース）

・手元をマッサージエリアに置きます。

・広げた 2 指～5 指とは正反対に親指を置きます。2 指～5 指の指先を直
　角方向に皮膚へソフトティッシュウに食い込ませ、ソフトティッシュウ
　のニーディングを開始します。手元を使い、親指は体圧に利用します。
　指先を組織に押しつけ、ピアノ演奏のように指先を交互に使います。

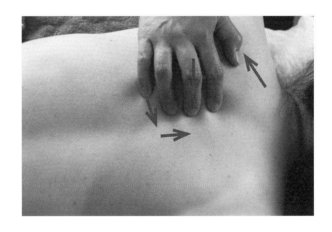

④ スクローリングニーディング

対象

脚の上部または下部／片手施術のケース

コンタクト

手は親指を最大限外転した状態で直角に置きます。

ストロークの方向

- 母指球と親指を使って筋肉を押しますが筋肉はつかみません。
- 最大点になったら、直ちに筋肉を親指～母指球部分と2指～5指の部分 でつかみ、圧迫します。
- その後つかんでいる筋肉をリフトします。
- 2指～5指を使って筋肉と皮下組織を最大限自分に向かって引きます。
- 手を離さずに親指と他の指を使って、骨に向かって筋肉を圧迫します。
- 骨に向かって、すべての指が皮下組織をしっかり圧迫する感覚が最大限に なったら、直ちに組織をつかんだ状態で手を前に回転し、指から掌に、 その後、手元へと圧を切り替えます。筋肉は骨に向かって回転されます。
- 手を開始位置に戻し、3～4回繰り返します。

両手施術のケース

- もう一方の手（サポートハンド）はリードハンドに重ねてまたは少しだけ 前に置きます。
- サポートハンドはリードハンドのストロークを強め、一体となって動きます。

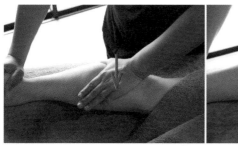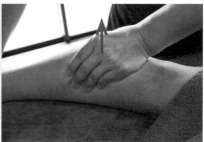

片手で施術するケースを示します。右手はサポートハンドとしてクライアントの足首部分を固定します。掌の中の筋肉の塊をリフトし、最初はセラピストの方向に回転させます。元の位置に戻り、次に反対側に回転させます。筋肉の塊を骨からはがしたあとに回転させることが重要です。この動作を数回繰り返します。

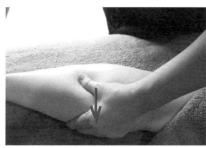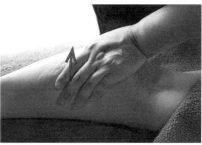

セラピストから離れる方向に倒します。元のポジションに戻り、次に同じ動作をセラピストの方向に向かって行います。

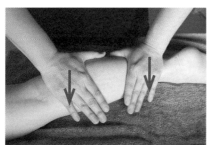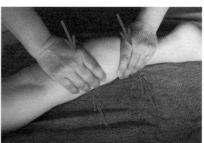

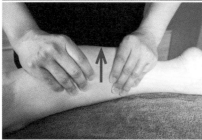

写真左上：両掌を使い、ソフトティッシュウで圧迫します。
写真右上：掌で筋肉をつかみます。
写真左：つかんだ筋肉をリフトします。

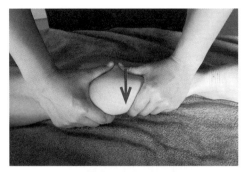

つかんだ状態で施術者から離れる方向に回転。

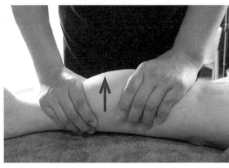

元のポジションに戻り、施術者に向かって同じように筋肉を回転します。

5 サーキュラーニーディング・ダブルサーキュラーニーディング (Circular kneading)

対象

背中、脚の筋腹、デコルテ、腹部。

コンタクト（脚の筋腹のケース）

・両手または片手を利用します。両手を足の軸に対して直角に置きます。

・親指は片方に、2 指〜5 指は別の側に置きます。

・施術範囲の大きさ、形状によって四指、親指の腹を利用します。

・コンタクトエリアは 2 指〜5 指の第 1 指節関節です。

コンタクト（背中施術のケース）

ストロークは近位部で始め、遠位部へ向かいます。

掌全体で皮膚にコンタクトし、組織に圧を加えます。

ストロークの方向

手、四指は円形の動きをします。手を滑らす必要はありません。サーキュラーニーディングを開始すると、指の前方の皮膚にしわが発生し、後方ではわずかに伸展をもたらします。

両手を利用してストロークを行なう場合、交互の動き方をします：右手は時計回りに、左手は反時計回りに動きます。隣接する範囲にストロークを継続し前回のストロークに重ねて行います。

対象範囲すべての施術が完了するまでストロークを続けます

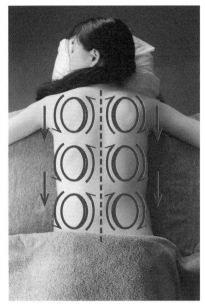

さらなる加圧が必要な場合、一方の手をもう一方の手に重ねることで強化します。両手を重ねた状態の施術はレインフォーストニーディング（Reinforced Kneading）、アイアニング（Ironing）と呼ばれることもあります。

効果

・筋肉・組織中の循環を促進し、弾性を回復し、筋緊張を緩和します。

・毒素を排出して、筋肉のハリを改善します。

・ゆったりと、リズミカルに行うと緊張を緩和し、元気よく行えば筋肉に刺激を与える事になります。腹部に行えば、腸の蠕動を促進することが出来ます。

・両手を重ねた場合は、力強い安定した圧が発生し、より深い密着感が生じ、筋肉組織を骨から引き離す事が出来ます。緊張した筋肉組織を緩める事が出来ます。

6 ウェイブニーディング

対象
広く平らな部位、腹部筋肉。

コンタクト
両手を利用します。

ストロークの方向
サポートハンドは尺骨側で指を僅かに曲げた状態で、マッサージ面に対して40〜45度の角度を保ちます。リードハンドは筋肉を掴み、移動してサポートハンドに向けて圧迫します。

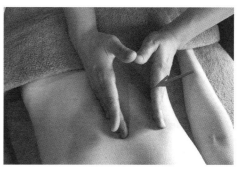

両手尺骨縁でソフトティッシュウをつかみます。サポートハンド（右手）に向かってリードハンド（左手）を寄せることで、ソフトティッシュウを圧迫します。

効果
腹腔の内部器官の運動機能および感覚機能を正常化します。

胃一小腸管の解剖上の経路に沿って施術すれば、胃と腸の運動を刺激できます。

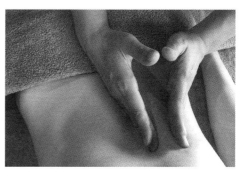

腹部を上から下へ圧迫しないように注意します。

❼ ローリングニーディング (Rolling)

対象

四肢の上部または下部のみ。

コンタクト

両手の掌表面。筋線維の方向に対して直角に置きます。

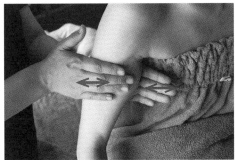

ストロークの方向

四肢の上部または下部のエリアで、片方の手はセラピスト側、もう片方の手は反対側に平行の状態で置きます。

骨に向かって皮下組織を圧迫し、その後押し上げます。押し上げる力が小さければ優しい感覚を生じ、過負荷の筋肉や術後リハビリテーションに利用されます。

押し上げる力と圧を増加すると、刺激効果が生じます。

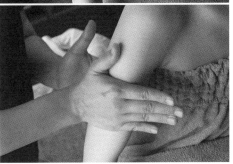

まず骨に向かって皮下組織を圧迫します。それにより皮下の筋肉に働きかけやすくなります。圧迫が全くない状態でローリングすると、表面の皮膚のみがすべる状態になってしまいます。

8 ストレッチングニーディング

コンタクト

両手の指先または掌表面。潤滑剤は利用しません。

ストロークの方向

筋肉を解剖上の方角に対して直角につかみます。手の間にたわみが生じていることが重要です。

皮膚裂溝をできるだけ多く利用することも重要です。

ソフトティッシュウを圧迫し、リフトします。リフティングが最高点に達したら、反対方向に手を移動することで、筋肉を徐々にストレッチします。両手の小指球を使って対圧が発生しています。筋肉を離し、2～3回繰り返したあと、隣のエリアへ移動します。

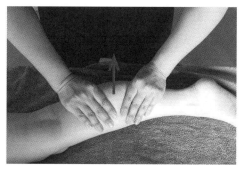

ふくらはぎの筋肉を圧迫、把握、リフトするところまでは同じですが、リフトのあと、セラピストは左右の指で把握している筋肉を外側上方にストレッチします。

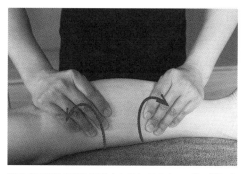

筋肉を両側に円弧を描くようにストレッチングします。小指球エリアでは矢印方向に垂直に対圧が発生しています。

効果

筋肉の遠位または近位に利用する場合、筋紡錘受容体とゴルジ腱器官受容体を刺激します。

❾ ティッシュウ置き換えニーディング

コンタクト

手根エリアでセラピストに近い脊柱起立筋の縁から始めます。

ストロークの方向

リードハンドを脊柱起立筋に対して直角に置き、サポートハンドはリードハンドに重ねます。

サポートハンドの圧を増し、リードハンドに対するコントロールを強めます。サポートハンドの進行方向に皮膚のたわみがあることが重要です。

コンタクトエリアを皮下組織の中に押し、脊柱起立筋に沿って移動します。マッサージエリアに向かって垂直のしっかりした圧を加えます。

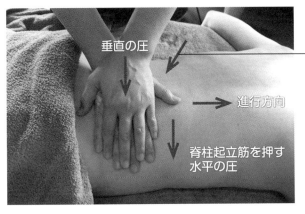

垂直の圧

手根の後ろにたわみを
作っておく。たわみが
なくなるように皮膚を
ストレッチする。

進行方向

脊柱起立筋を押す
水平の圧

1. コンタクトエリアでの垂直の圧。
2. 脊柱起立筋を押す水平の圧。
3. ストロークの方向。
4. リードハンドの後ろに皮膚のたわみが生じています。それにより、ストローク中に筋肉をストレッチし続けることができます。

⑩ リンギング (Wringing)

コンタクト

皮膚と皮下組織表層に対する施術では4指と親指の腹を利用します。

アキレス腱エリアでのリンギング

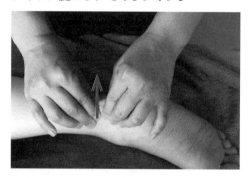

アキレス腱への施術では、アキレス
腱を優しくリフトしたのち、右手は
水平にセラピスト側へ、左手は水平
にセラピストから遠ざかる方向にス
トレッチします。その後、逆方向に
同じストレッチを行います。
この動作を数回繰り返します。

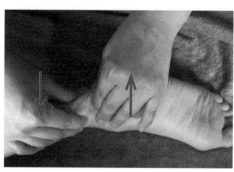

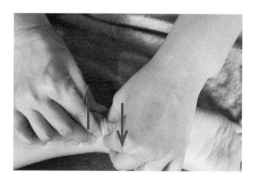

大きな筋肉に対しては手全体を用います。ふくらはぎのケース。

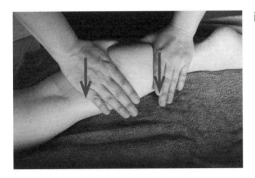

両掌全体で筋肉を圧迫します。

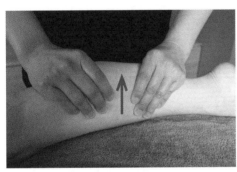

筋肉の塊を骨からはがすようにリフトします。

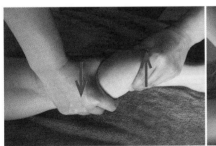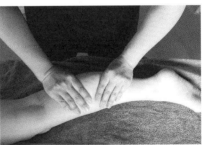

右手の親指を押し、左手は4指側を押します。下のポジションに戻り、反対方向に同じように繰り返します。

大腿エリアでのリンギング

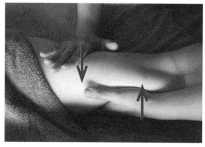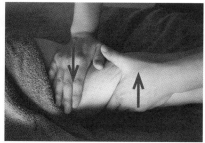

大腿のような大きな筋肉の塊に対しては、まず左右の掌を内側と外側でしっかり圧迫し、筋肉の塊を作ります。その後骨からはがれるように上方に持ち上げ、掌は左手はセラピスト側へ、右手はセラピストから離れる方向に皮膚の上をストロークします。

その後反対方向に同じ施術を行います。手で圧迫した筋肉の塊を上方へリフトすることが重要で、そのあとにくる皮膚の上をストロークすることが目的ではありません。

皮膚に対してしっかりと圧迫を加えるためにはセラピストは姿勢を低くする必要があります。姿勢を高いまま、掌で強い圧を加えようとすると腰に負担がかかり、危険です。

腰部上部エリアでのリンギング

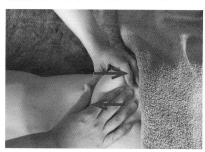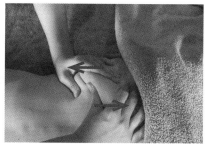

腰周辺では筋肉をつかむことは難しいです。そのため皮下組織の塊に働きかけます。セラピストは、手と指で把握しているクライアントの皮下組織に対する圧が、抜けてしまわないように注意します。圧が抜けてしまうと、表面のみを滑らせる結果となります。

⑪　ピッキングアップ (Picking up technique)

コンタクト

　片手または両手で交互に行ないます。四指は外転し、親指は内転して皮膚に手を置きます。

ストロークの方向

　体組織を圧迫します。手ですくう動きをします。

背中肋骨エリアでのピッキングアップ

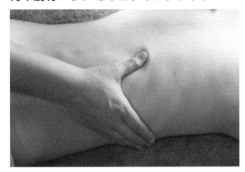

同時に四指と親指を合わせ、体組織を持ち上げ優しく絞り込みます。
結果として生じた組織の塊を次に反対方向に限界だと感じるところまで（エンドフィール）引っ張ります。
手を離し、次の区分でストロークを始めます。常に滑らかに、リズミカルに、一連の筋肉グループに連続して行う事が重要です。

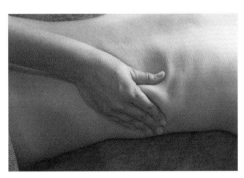

しっかりと筋肉をつかんで骨から離し、しぼりこんで離します。
離す一方で次の筋肉をとらえ、常にコンタクトし続けます。

効果

ヒップや大腿部などの大きな脂肪組織や、首の後ろ、前腕などに有効です。

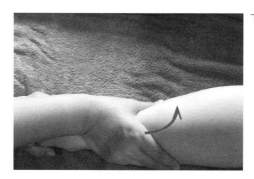

下肢ふくらはぎのピッキングアップ。

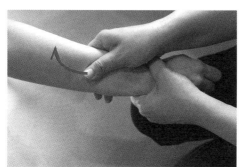

前腕でのピッキングアップ。

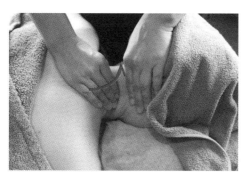

クライアントの首の筋肉を傷めない
ように、爪を皮膚に食い込ませるこ
とのないように注意が必要です。

⑫ スキンローリング (Skin Rolling)

コンタクト

　小さな筋肉と体組織表層に対しては4指と親指の腹を利用して施術します。大きな筋肉に対しては手全体を用います。

ストロークの方向

・四指は外転し、親指は内転して皮膚に手を置きます。

・反対側の手の人差し指と親指とを合わせダイアモンドの形を作ります。

・体組織を圧迫します。

・皮膚とのコンタクトを保ちながら、四指を親指に向かって引っ張り、体組織の塊をつくります。

・親指を前に押し出し、その後四指はさらに前方へ移動します。その結果体組織の固まりはセラピストから離れます。

・体組織を指でつまむことのないように気をつけます。

・ストロークの終りに向けて体組織のかたまりの大きさは次第に小さくなり、両方の手の四指と親指とが合わさります。

・体組織の隣接する場所で次のストロークをはじめ、範囲全体の施術が完了するまで継続します。

・大きな筋肉の上では筋線維を横切る形で施術し、セラピスト側で始まり、反対側で終わります。

効果

　表面の筋膜を温め、柔らかくし、脊髄神経に反射的な刺激をもたらす効果があります。皮膚が固まっているような場所では、皮下に問題を抱えていることがわかります（過剰な浮腫、非常に厚い脂肪層、体の深層までの傷跡、腱膜など結合組織が厚くなっている場合等）。

　スキンローリングは脊柱に対して直接利用できる、数少ない安全な手技の一つです。

　肌表面を活性化し、循環をよくし、新鮮な栄養素を局部にもたらします。

ゆったり行えばリラクゼーション、元気よく行えば活性化します。緊張、癒着などが緩和されます。

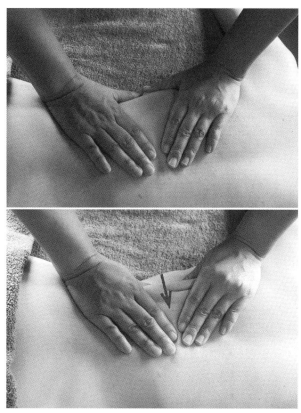

両手の親指が皮下組織をしっかりと押すことが必要です。皮膚の下に向けて押し込むわけではありません。あくまで表層の皮下組織に働きかけます。親指の先に皮膚のしわができます。波が進むようにこのしわを前方に押してゆきます。

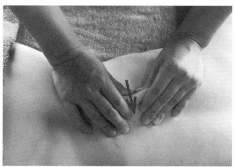

さらに親指を進め、4指に近づけます。親指先のたわみが最大になっています。その後、4指を解放し、前方に位置させ、再びダイヤモンド形をつくります。エリア全体の施術が終わるまで続けます。

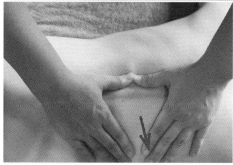

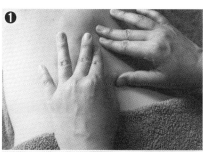

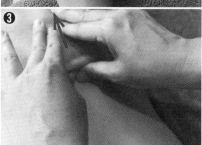

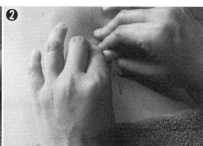

脊椎傍エリア、狭いエリア、円筒状のエリアでは指のみでダイヤモンド形を作ります。

13 シェイキング (Muscular Shaking)

対象

筋肉に対して用います。

コンタクト

小さな筋肉に対しては人差し指と親指の腹を利用して揺らします。

大きな筋肉に対しては4指と親指との全長を利用して施術します。筋肉が中間位置になるようにクライアントは位置を調整します。

ストロークの方向

・4指と親指との間の筋肉の腹をつかみ、下層の骨から持ち上げて引き離します。

・筋肉を素早く揺らします。

・通常、筋肉の末梢部分(distal end)をしっかりつかみ(決してつままない)、もう片方の手でサポートしながら左右に揺らします。

効果

シェイキングにより、筋肉組織中では位置関係の感覚受容器に混乱を生じ、結果的に神経、筋肉自体に完全にリラックスした状態がもたらされます。身体を温め、より深部のボディワークを行う前準備となります。関節も緩めます。

大きな筋肉群、僧坊筋、二頭筋、三頭筋、大腿四頭筋、ハムストリングス筋群やふくらはぎ、腓腹筋などに特に有効です。

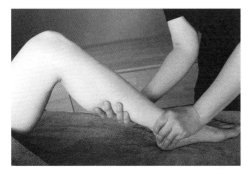

大きな筋肉の筋腹の中央を揺らします。この時、左手はクライアントの足首または膝頭を抑えるサポートハンドの役割をします。筋肉の遠位（アキレス腱に近い部分）、近位（膝に近い部分）のシェイキングもあります。スポーツマッサージではその順番の組み合わせが重要です。

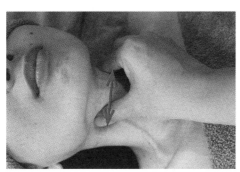

喉を強く挟み込まない注意が必要です。揺らす幅もクライアントを不快にさせない注意が必要です。

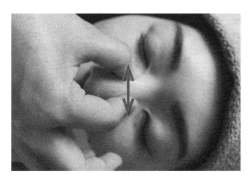

鼻柱をシェイキングする際、クライアントの頭が必要以上に左右に揺れないように、左手をサポートハンドとして頭に軽く添える事も出来ます。

⑭ ロッキング (Muscular Rocking)

ストロークの方向

クライアントのボディをなるべく大きく捉えて、深部方向に少し押し、リズミカルに揺らします。全身運動として意識して行い、大きな距離を移動して元の位置に戻ります。

効果

沈静効果、反射的・化学的な効果も期待できます。背中全体、臀部、下肢全体等に用います。

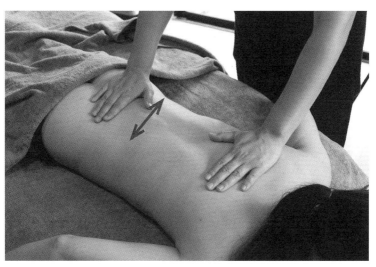

ゆったりと大きく揺らすことがポイントです。

⑮ ミルキング (Milking)

対象

手首や足首関節。

ストロークの方向

両手で左右からしっかり密着し、左右交互に絞り込みながら引き寄せます。

効果

手首や足首関節周辺組織の血行を改善し、関節まわりに停滞しがちな組織液吸収を促します。リラクゼーション効果も高いものです。

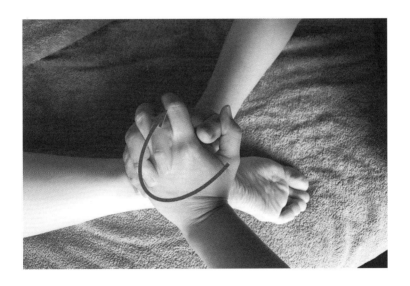

Percussion（パーカッション）の技術
（フランス語では Tapotment　タポートメン）

1. マッサージエリアを通して体全体に衝撃を与え、システムと器官に異なる生理学的反応を引き起こします。
2. ヴァイブレーションとリズミカルな圧が影響を与えます。
3. パーカッションによる物理的な衝撃のほうが、ヴァイブレーションよりも強いので、振動はより遠くまで広がり、マッサージエリアから内臓に向けて大きな機械的振動をもたらすことができます。
4. 刺激を反復して与えることで、神経が繰り返し興奮します。
5. 筋肉の運動点(神経終板)を叩くときは1本または2本の指を使います。
6. セラピストはマッサージエリア表面に自分の手が接触したら、直ぐひっこめる動作が必要です（弾性パーカッション）

効果

1. リズミカルなパーカッションは骨格筋の反射収縮の原因となり、骨格筋を刺激し、緊張を増加します。
2. 施術中、動脈または静脈を圧迫することで血管拡張反応を引き起こし、その結果局所的血液循環を改善します。
3. 自律神経の交感神経が刺激され、反射経路を利用して内臓機能に影響を与えます（体性―内臓反射）。
4. 消化器のぜん動を刺激します。
5. 軽いパーカッションは体組織表層に影響があります。
6. 重いパーカッションは深部まで圧が浸透するので、臓器の上では施術しません。
7. 過緊張、トリガーポイント、筋硬症のある場合は禁忌です。

タイプ

筋肉のモーターポイントに対するパーカッション

特徴

　モーターポイントは運動点と呼ばれ、運動神経の末梢が筋線維に着く点の中で、電気信号に対して最も鋭敏に反応する点を意味します。骨格筋の運動支配を担当し、運動神経が実際に筋線維に入り込んでいるエリアです。

コンタクト

　モーターポイントのエリアは多くの場合筋腹の中間にありますが、マッサージ区分の中間と同一でない場合もあります。

　手の異なる部分を利用します。掌表面、指先、母指球―小指球エリア、尺骨縁、2指～5指の背面、拳。

ストロークの方向

・静脈およびリンパ循環の方向、またはその逆方向。
・シーケンスの最後は必ず静脈排出の方向であることが必要です。
・セグメントに沿って施術し、常に方向を変える必要があります。
・末梢神経障害のケースで、弱い～中程度のパーカッションを施術する場合は、クライアントの筋肉は衰退し、早急な筋疲労、または過緊張性の筋疾患が見られること注意します。この場合は、近位から遠位に向けて施術します（中枢神経システムから下降性運動信号が伝わる遠心性経路に沿って）。

圧と速度

・ストロークの速度はパーカッションの効果に大きな関係があります。
・毎分200～250ストロークが必要です。
・ストロークが速いため、圧は大きくはなりえません。
・叩打の角度によっても圧は変わります。垂直になればなるほど圧は増加し

ます。

・リズムも重要な要素です。常にリズムを変化させるほうが、刺激効果は大きくなります。

効果

骨格筋に刺激を与え、筋紡錘受容体を活性化し、筋調を増加し、筋肉が最大の活動を発揮するための準備を行います。

正常な筋肉に持続的に軽く施術すると、筋肉にリラクゼーションをもたらします。

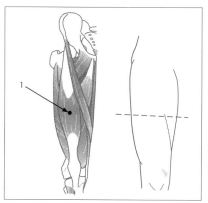

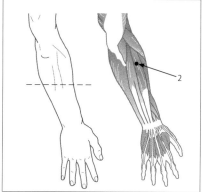

１．大腿直筋のモーターポイント
破線—区分の中間

２．総指伸筋のモーターポイント

以下の場所にはパーカッションは適しません

骨ばったエリア　アザになる場合がある

デリケートな組織　特にやせたクライアント

麻痺を起こしたような筋肉（脚がつったような場合はクロスフリクションが有効）

原因の確定していない痛みのある部位　神経過敏な場合

あきらかな病気のある場合

静脈瘤／静脈炎／血栓症／静脈疾患

浮腫やむくみ、青アザのある部位　腹部

腎臓、不快感のある場所には重いパーカッションは禁忌

1 タッピング (Tapping)

対象

柔らかい部位（大腿部、ふくらはぎ等）。

コンタクト

・両手利用の方が効果的です。

・指節骨を僅に曲げた状態で指を広げ、指先のふくらみでマッサージエリア
　を優しく叩きます。

・指先が垂直に近づくにつれて衝撃は大きくなります。

圧と速度

・毎分120～150でリズミカルに施術します。

・より激しく、よりエネルギッシュな施術で、マッサージエリアを同時に叩
　きます。

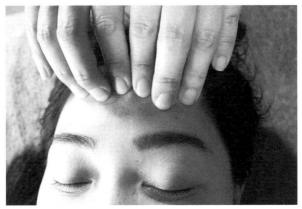

リズミカルな施術が必要です。爪を皮膚に立てないように気を
つけます。頭蓋の内部に強い振動を与えないよう、額表面のみ
を軽くタッピングします。

スラッピング (Slapping)

コンタクト

・片手または両手で施術します。

・手首と中手骨指節関節を緩め、親指を少し外転し、手を変えながらマッサージエリアをリズミカルに打ちます。

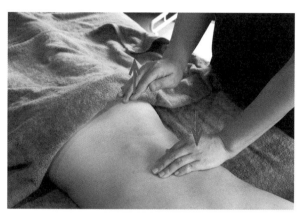

掌が皮膚を叩くパチパチという音が発生します。皮膚表層のみを叩くことに集中します。深部の骨に達するほどの圧はかけません。

3 ハッキング (Hacking)

対象

内臓、胸部に対しても施術できます。

コンタクト

・両手の尺骨縁で施術します。片手でも可能です。

・腕は外転させ、肘は90度の角度で屈曲させます。

・手首は完全に伸展し、フレキシブルな状態にし、4指はリラックスさせます。

・セラピストは膝を曲げ施術箇所の高さに調節します。

・両手の尺骨縁を数センチ離して位置させ、手を変えながら打ちます。

・手はマッサージエリアの筋肉に対して、常に垂直方向に向いていることが
　必要です。

圧と速度

　指を揃えて手首関節を締めて施術した場合、圧は劇的に増加します。そ
のためマッサージエリアの皮下組織が下層の筋肉構造に押しつけられて損
傷しないように注意が必要です。

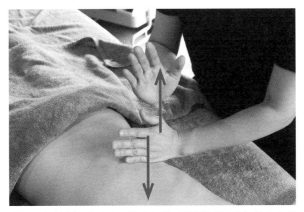

手刀で皮膚を切るイメージですが、尺骨縁が皮膚に触れたら、
直ちに反射的に手を上に戻す技術を身につけましょう。皮膚を
叩いている時間を短くする場合に必要な技術です。

④ カッピング・クラッピング (Cupping, Clapping)

コンタクト

・片手または両手の施術です。

・親指は内転しています。肘は屈曲させます。

・母指球―小指球エリア、親指、5指、2指～4指の指先。

・手はカップの形にし、すべての指は互いにしっかり押さえます。手の形が
　正しければ、施術中に空気はマッサージの表面から出てきます。指の間
　から漏れ出る事はありません。

ストロークの方向

　手を持ち上げマッサージエリアを打ちます。

圧と速度

　手をより平らにすると音は弱まり、空気による圧迫は減少します。

効果

　遅く優しいカッピングを同じ場所で1～2回のみ施術すると、局所的血
管収縮が生じます。

　同じエリアで力強いカッピングを施術すると、局所的な血管拡張をもた
らし、強い鎮静効果が生じます。退行性関節障害（骨関節炎）に有効です。

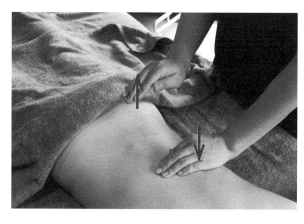

掌をお椀形にします。
ぽんぽんという音が発
生します。お椀の中の
空気が圧縮され、手の
縁から漏れ出ます。

5 ホイッピングパーカッション (Whipping)

コンタクト

・2指〜5指の内面のみ。すべての関節を引き締めておきます。
・セラピストは人体表面に対して鋭角となるように手を置き、マッサージエリアを打ちます。

ストロークの方向

・両手の施術が最適で鞭のように打ちます。
・空中からストロークを開始し、飛行する様に手を降ろし次第に高度を下げ、人体を打ちます。
・手がマッサージエリアに達したら直ちに、再度空中にリフトし同じ角度・軌道で打ちます。
・両手を利用する場合は、片方の手は反対方向から降ろし正確に同じ場所を打ちます。
・セラピストの手が開始時に、より高く位置しているほどコンタクトできる回数は減ります。
・高度を落とすとコンタクトの速度を上げる事が出来ます。

効果

・神経システム、骨格システムを刺激し、局所的な充血をもたらします。
・傷跡エリアのケア、肥満のケアにも利用できます。

片手のホイッピング

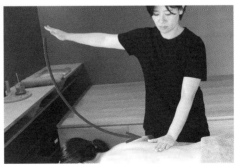

右肩の高さから飛行機が滑空するように右手がクライアントの皮膚に降り打ちます。右手はそのまま、再び左肩へ上昇します。

両手のホイッピング

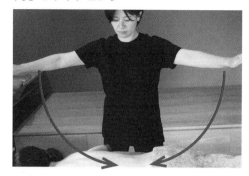

両手を利用します。セラピストの体の前で、手が交差します。

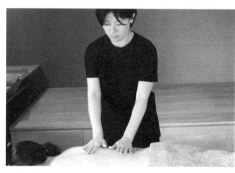

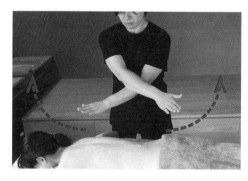

6 ビーティング (Beating)

特徴

強めのパーカッションです。

コンタクト

軽くにぎりしめたゲンコツの腹側を用います

ストロークの方向

セラピストは臀部を屈曲し施術場所の上に肩がくるように調整します。

小指の内側の縁が皮膚を交互に早く打ちます。

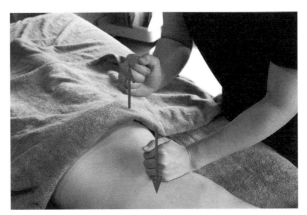

拳の形をつくります。指節関節部分で打つ方法と尺骨縁部分で
打つ方法の2つがあります。いずれも深層の骨に強い圧を加え
ないように注意します。

Friction （フリクション）の技術

フリクションの一般的な特徴

1. 皮膚レベルを超えて結合組織（筋膜、腱膜、骨膜等）と骨格筋も対象です。

2. 速度を上げると局所的な充血が生じます。

3. 強い施術では、手とコンタクトエリアの体温は36度以上になります。上昇した体温と圧の組み合わせにより、局所的にコントロールされた炎症を起こし、酸化を促進し、マッサージエリアのソフトティッシュウの代謝を刺激します。治癒効果のある燃焼（摩擦熱）を発生させます。

4. 他のトリートメントと比較した場合、最も多量のヒスタミンを組織から放出し、局所的な血管拡張がもたらされます。血中のヒスタミン濃度上昇により、全身の動脈拡張が生じます。血液循環は内臓を含め、全身で増加します（体性—内臓反射）。

ワンポイント生理学　体性—内臓反射

スウェディッシュマッサージは自律神経の反射性調整を利用します。間接的に神経システム、内分泌システムに作用し、体内の化学物質を刺激します (Chemical effects 化学的効果) 。反射とは刺激に対する無意識の反応です。

1）内臓—内臓反射　例：血管の圧受容器反射。

2）内臓—体性反射　例：筋性デフェンス（防御）。

3）体性—内臓反射　皮膚に対する刺激は体性感覚神経情報として自律神経を調整する。

例：血圧・心拍数、胃運動機能、膀胱の収縮機能、ホルモン分泌機能が変化する。寒冷昇圧反射。副交感神経システム（Parasympathetic Nervous System）を刺激しリラクゼーション効果を得る。

4）体性—体性反射　伸長反射（腱反射）。

コンタクト

・皮膚を通過できる中程度の圧を垂直に加え、その後フリクションを水平方向に施術します。

・皮膚を固定して行う場合は、マッサージエリアの皮膚を片手で引き締めておきます。

・皮膚を固定しない場合は、コンタクトエリアはマッサージとともに移動します。

ストロークの方向

　縦方向（皮膚割線を横切り、筋線維方向）に施術します。皮膚割線は皮膚のコラーゲン線維の産生を反映しています。皮膚割線を横切るフリクションは亢進性の病変（過緊張、トリガーポイント筋硬症）のケースで、筋肉全体をウオーミングアップするために必要です。

　横方向のフリクションは縦方向のフリクションと交互に行う必要があります。らせん状、円運動、両手を反対方向に利用する形も可能です。

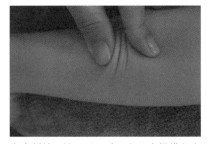

皮膚割線に沿っていくつかの小規模な束を形成している

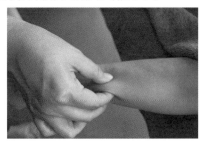

皮膚割線に対して直角に皮膚の束を形成している。

圧と速度

・速い速度（毎分80回〜120回）が必要です。

・素早く軽い圧は、主に皮膚に影響を与えます。

・中程度の圧は主に結合組織と骨格筋に影響を与えます。

・ナックル（こぶし）を使って施術すると、圧は最大になります。

・潤滑剤利用が少ないほど効果的です。

1. 局部の循環を刺激します。
2. 化学的刺激物の除去を助けます。
3. 特定の構造の可動性を回復します。骨格筋の緊張を緩和します。
4. 皮膚の反射区除去効果が期待されます。
5. 中程度の圧のフリクションは筋肉の収縮反応を増加するので、スポーツ競技前に有効です。
6. 中枢神経に対する強い鎮静効果があります。
7. タッチ、圧、ヴァイブレーションと、局所的体温上昇との組み合わせの結果、C神経線維が活性化されます。その結果「ゲート」を閉鎖位置に保ち、痛覚刺激が中枢神経に伝導することを制限します（ゲートコントロール理論）。
8. 末梢神経の適応と抑制を増加します。
9. 皮膚と筋膜、腱膜、骨膜、腱、靭帯との間の線維的結合（癒着、拘縮）を伸長または除去します。
10. セルライトトリートメントに適しています。
11. 関節の柔軟性を増します。

タイプ

　フリクションには円運動 (Circular)、横行運動 (Transverse) があります。細かく円を描きながら圧力を加え、圧力を抜いて移動します。静止した点で行えば、とても深くほぐすことができます。骨に向かってゆっくりと圧力を加えます。組織を深部から動かすように、繊維のきめを横切るようなイメージで行います。

　可能な限りエフルラージュを組み合わせて行い、骨に近いエリアではエフルラージュのあと、柔らかい部分であれば、ニーディングでほぐしたあとに行うのが効果的です。

手技 1

・片手または両手で交互に施術します。

・親指と4指を内転した状態で手を皮膚に置きます。

・手を繰り返し小刻みに前後に動かします。

・隣接する場所で次のストロークを開始し、対象範囲全体の施術が完了する
　まで継続します。

・速度は毎分80 ～ 120ストローク

手技 2

・対象の構造の皮膚の上に親指または4指の指先を置きます。

・施術する構造の深さまで体組織に圧を加えます。

・圧を一定に保ちながら小さな円運動を描きます。

・皮膚の上を滑らせることはありません。

・下層構造の上で体組織の表層は移動します。

以下の場所にはフリクションは適しません

炎症を起こしているような部位、急性の症状、リューマチ炎による変
形関節。

---

① ソーイングフリクション

対象

人体の平らな部分、骨格構造上で制限のある場所（肩甲骨内側縁、脊椎の棘突起の間）。

コンタクト

片手または両手の尺骨縁。

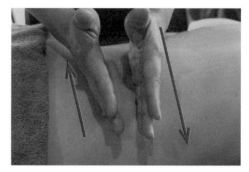

体の線維を切るように両手を交互に動かし摩擦熱を発生させます。

ストロークの方向

両手の場合、互いの手を3cm程離し、掌が互いに向き合う形にします。それぞれの手は同じ方向または反対方向に動かします。セラピストの手の間の、皮膚のたわみの有無によって2通りの意味があります。

・**皮膚のたわみが生じているケース**　たわみは手の可動域を増加し、最善の施術が可能です。

　皮膚と結合組織との間に線維性結合が生じている場合、最も有効なトリートメントです。

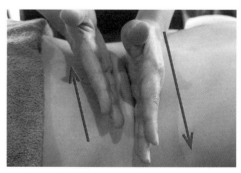

手の間に皮膚のたわみがある時に、反対方向に動かす両手のソーイングフリクション

・**皮膚のたわみのないケース**　両手の間で異なる方向にストレッチングすることで、皮膚に影響を与え、皮膚の反射区除去のためのトリートメントとして期待できます。

② ストレッチングフリクション

対象

背中の広くて平らな部分。

コンタクト

手全体を利用します。皮膚、腱膜、筋膜の局所的なストレッチング技術です。

ストロークの方向

最初に手根で位置を固定し、固定した2指〜4指の指先で皮膚を押します。指を縦方向またはらせん状に動かします。

指先を開始位置に戻し、同じエリアで繰り返します。

隣のエリアへ移動する際は、最初に手根を移動させます。

施術中、皮膚および指先と手根との間の筋膜をストレッチします。指を広げて前方へ移動するヴァリエーションを行うと、より広いエリアに影響を与えることができます。

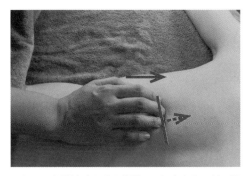

ストローク開始時の手の位置。コンタクトエリアは2つあります。①母指球—小指球部分　②2指—5指の指先

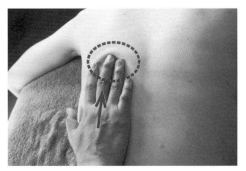

手根は固定した状態で皮膚に置きます。4指の指先が掌の中の皮膚を前方にストレッチングします。そのため4指の指先にしわが発生することがわかります。

177

③ プラニング・フリクション (Planning Friction)

プラニング・フリクションは、片手または両手で互いの手を追いかけるように行います。この技術はフリクションとパーカッションが組み合わさったものです。施術者は手と指を完全に伸長し、一緒に押します。コンタクトエリアは2指から5指の指先です。手はマッサージエリアに対して30から45度の角度を保ちます。指先をソフトティッシュウの中に押し、皮膚を通過してから手を前にストロークします。手を離し、同じ場所でこの手順を3-4回繰り返します。その後、上方向の隣接するエリアへ手を移動します。正しく行うと、指先に皮膚のたわみができます。両手を使うときは互いに違いに位置する、または並行に位置させます。手はマッサージエリアを同時に、または片方ずつ互い違いにストロークします。

両手のプラニング　フリクション

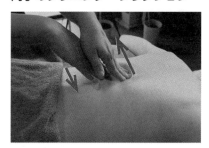 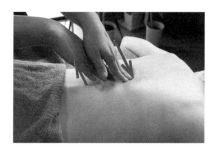

矢印は現在の位置に続く手の位置。

体の線維を切るように両手を交互に動かし、摩擦熱を発生させます。

フリクションとパーカッションの組み合わせの技術ですから、この技術は皮膚と結合組織構造の間の線維的結合、および手術痕のエリアに対して、特に効果的です。また神経システムと筋肉に刺激を与えます。結果的に筋調が増し、収縮反応が加速します。この技術は慢性肺障害の場合、気管支から痰の排出を促進するので効果的です。極めて軽いバリエーションを腹部に利用し、胃－腸管の運動性を刺激することも出来ます。

④ サルキソフ・シラシーニフリクション

対象

人体の広く平らなエリア（脊柱）。骨格筋、筋膜、腱膜。

コンタクト

母指球、親指表面、2指～5指の指先。母指球と親指をマッサージエリアに置き、もう片方の手を重ねて圧を増加します。

ストロークの方向

母指球と親指をソフトティッシュウの中に押し、マッサージ区分に沿って両手を動かし、同時に2指～5指の指先でサーキュラーフリクションを行います。マッサージエリア全体を両手で移動します。

効果

圧が大きいのですべての筋層が影響を受けますが、クライアントに痛みは生じません。

過緊張やトリガーポイントのあるエリアでも痛みは発生しません。

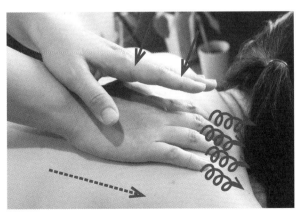

左手はサポートハンドとして右手に重ね、右掌に圧を加えると同時に、掌のコントロールを行います。
実線 サポート役の手による垂直の圧
螺旋線 2指から5指によるサーキュラーフリクションの方向
破線 施術者の手のストロークの方向

⑤ クロッシングフリクション

対象

人体の円形の縁（肩、腕、脚）。

コンタクト

　親指と人差し指の間の橈骨縁の第1中手骨のスペースを利用します。片手または両手で施術し、反対方向にも施術できます。両手を使って同じ方向、または反対方向に施術する場合、手の間にたわみが生じていないことを確認してください。

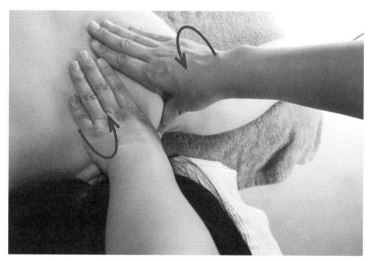

深い圧を与えますが、肩に痛みが残らないように注意します。

⑥ リッジングフリクション

タイプ

定位置と移動するケースがあります。

遠位指節間関節でナックル（こぶし）を作って施術する場合

コンタクト

・握りこぶしを作り、2指〜5指をマッサージエリアに置きます。

・伸長した指をわずかに開き、母指球―小指球エリアを体に押し当てます。

・潤滑剤は利用しません。

ストロークの方向

・縦方向または円運動で皮膚をストロークします。

・定位置に留まる場合は、同じエリアに留まります。

・移動する場合は、マッサージ区分に沿って移動する場所を選択します。2
とおりあります。

1. 指を使ってエリアのストロークを継続する方法

2. 指は動かさない方法

[近位指節間関節のナックルを作って施術する場合]

コンタクト

・2指〜5指の近位指節のナックル。強い圧を生じるので注意が必要です。

ストロークの方向

・ナックルをソフトティッシュウに押し当て、皮膚レベルを通過してからストロークを移動する形でのみ施術します。

・両手で行う場合は、手は並行または互いの手を追いかける形で施術します。

虚血性圧迫との組み合わせの場合

コンタクト

・トリガーポイントの位置を特定し、その近くに親指を置きます。

・2指～5指のナックルと親指の間にトリガーポイントを位置させます。

・その場所を取り囲むエリアでサーキュラーストロークを行います。

ストロークの方向

・徐々に圧を増加し、望ましい深さに指を沈みこませます。

・移動する場合は、親指はトリガーポイントエリアに留まり、虚血性圧迫を行います。

・2指～5指のコンタクトエリアは親指のまわりを移動します。

・手全体は親指周辺で円を描き、ソフトティッシュウを押し続けます。

・手を交代して反対側で施術します。

効果

・過緊張とトリガーポイントに対して有効と期待されます。

・トリガーポイントを除去し、周辺のソフトティッシュウの緊張緩和が期待されます。

・周辺エリアでは誘導刺激が活性化され、速い痛みシステムから遅い痛みシステムにバランスが移動し、その結果、中枢神経システムに向かう求心性痛覚刺激が阻止されます。

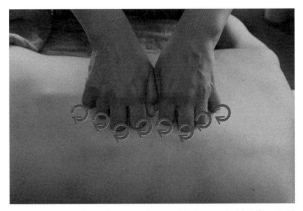

圧迫している親指の位置を固定し、動かないほうが四指で円運動を行いやすいです。

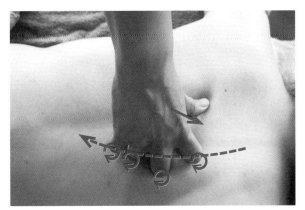

親指の圧迫を保つことが大切です。脊柱に沿って首方向に移動してゆきます。

⑦ シリアックスフリクション

対象

結合組織構造。結合組織の異常は内臓障害の結果として形成され、皮膚と結合組織との間の線維性結合も見られます。

コンタクト

親指、人差し指の指先を利用します。

ストロークの方向

直角に施術します。

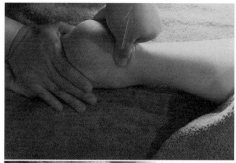

圧と速度

皮膚に接しているコンタクトエリアを動かすほどの速度が必要です。徐々に速度を上げる事も可能です。

効果

筋膜、腱膜、腱、骨膜に対して皮膚をストロークすることで、線維性結合を解消し、結合組織の正常な構造を回復します。結果として皮下の骨格筋の緊張も緩和します。特に腱疾患に有効です。

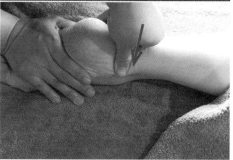

右手はサポートハンドとして足底を固定しています。

⑧ フリクションニーディング技術

対象

大きな筋肉の塊（脊椎傍、大腿等）。

コンタクト

・両手を使います。片方の手はリーディングハンド、もう1つはサポートハンドです。

・こぶしを作り、2指〜5指の基節骨の背面をマッサージエリアに置きます。

・サポートハンドは尺骨縁をマッサージエリアに置き、リーディングハンドのこぶしを包み込み、サーキュラーストロークを行える状態にします。

ストロークの方向

サポートハンドの尺骨縁で組織を押し皮膚レベルを通過し、背面に皮膚のたわみを作ります。リーディングハンドは手首関節でサーキュラーストロークを開始、同時に垂直に圧迫します。

効果

サーキュラーストロークの間にナックルで筋肉層を反対の水平方向に動かしているので、ニーディング効果が生じます。

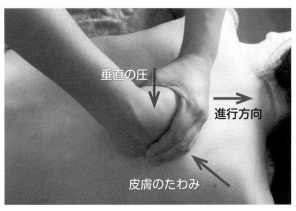

垂直の圧

進行方向

皮膚のたわみ

サポートハンドの右手がつくる囲みの中で左手が回転します。皮膚と指節関節面のコンタクトを確認してから回転を始めましょう。

Vibration (ヴァイブレーション) の技術

ヴァイブレーションの一般的な特徴

1. 人体も複雑な振動機械システムで、どの内臓やシステムも振動の影響を受けます。
2. 心臓と血管脈拍は体内の永続的なヴァイブレーションの発生源です。
3. 外部のヴァイブレーションも生理学的な反応に影響を与えます。
4. 人間は 12 ～ 8000Hz の領域でヴァイブレーションを検知します。
5. 若い男性の場合、体重の 60％は水分です。その分布は筋肉 50％、皮膚 20％、内臓 20％、血液 10％です。
6. 組織から組織へ伝搬した振動は波のように水分表面に広がります。
7. 局所的、直接的な振動でさえも、人体の離れた場所にも影響を与えます。
8. ヴァイブレーションは局所的エフルラージュと交互に行う必要があります。
9. マッサージエリアの筋肉はできる限りリラックスしている必要があります。
10. 振動数をコントロールできるように、身近に時計を置いておきます。

パチーニ小体

・ヴァイブレーションを分析し、コード化する受容体です。
・皮膚の真下と皮下組織に存在します。人体の広範囲に存在するわけではありません。
・50 ～ 500Hz の振動に反応します。
・順応速度は極めて速い。継続的に刺激を受けると、振動刺激は毎回、消去と再刺激を繰り返すことになります。

効果

1．鎮痛効果

　低周波ヴァイブレーションは受容体の順応の閾値を高め、脊髄と脳に向かう刺激流の増加を減少させます。中枢神経が反応し「ゲート」を閉鎖し、中枢神経—分析センターおよび経路を閉鎖します。その結果、髄質は抑制され痛みも抑制されます。

2．血管運動効果

　低周波ヴァイブレーションは血管痙縮をもたらし、その後、振動刺激に1〜2分さらされると、マッサージを受けた組織内の血管拡張が生じ末梢動脈の血管抵抗が減少します。この結果血圧低下がもたらされます。

　高周波ヴァイブレーションは血管痙縮をもたらし血圧を上げます。

3．神経筋肉構造に対する効果

　120Hz以上の、強く継続的なヴァイブレーションは神経システムを刺激し、骨格筋の静止筋調を増加します。100Hz周辺の強いヴァイブレーションは、神経—筋肉構造に対して反対の影響を与えます。

4．内分泌系に対する効果

　ヴァイブレーションは副腎と脳下垂体の機能を刺激します。一方胸腺活動は低下します。

コンタクト

　指先および掌。

ストロークの方向

　固定または移動で施術します。移動の場合、セラピストの手はマッサージセグメント全体を移動します。コラーゲン線維および筋線維の方向に対して、またはマッサージセグメントの軸に対して縦方向、直角、スパイラル、

Ｚ型に施術できます。

・圧は振動速度に左右されます。
・直接ヴァイブレーションの場合は毎分 100 〜 350 振幅の範囲で施術します。
・支持的ヴァイブレーションの場合はより低く毎分 80 〜 200 振幅の範囲で施術します。
・圧の強さは対象部位によって異なります。
・皮膚または筋膜に施術する場合は、圧は表層的です。
・より深部構造（筋肉、骨膜）に施術する場合は圧を顕著に増加させます。
・継続的なヴァイブレーションは抑制効果があります。一方断続的なヴァイブレーションは刺激効果があります。

タイプ1　直接的ヴァイブレーション

【①固定ヴァイブレーション】

コンタクト

手または指をマッサージエリアに置き、振動を生じます。

ストロークの方向

手はマッサージエリアを移動しません。

②移動ヴァイブレーション

コンタクト

手または指をマッサージエリアに置き、振動を生じます。

ストロークの方向

手はマッサージエリアを移動します。潤滑剤を利用します。

③持続的ヴァイブレーション

ストロークの方向

マッサージエリアの上で、予め決めた時間、2〜3分施術します。

効果

抑制効果

④断続的ヴァイブレーション

コンタクト

手は皮膚表面に触れています。

ストロークの方向

ヴァイブレーションと同時に圧を加え、その後圧をなくす動きを行います。

効果

パチーニ小体が活性化され活動電位が発生し、刺激を与えます。

⑤深部ヴァイブレーション

対象

骨膜、靭帯、腸内部の深部受容体を刺激します。

圧と速度

人体表面に対してセラピストの手が 90 度の角度に近づくにつれて、より深部に作用します。

効果

ソフトティッシュウに影響を与えます。

⑥表層ヴァイブレーション

対象

皮膚、靭帯、筋膜内の受容体

コンタクト

指先と手全体を利用します。

タイプ2 支持的ヴァイブレーション

【シェイキング】

クライアントの筋肉は完全にリラックスしていることが必要です。

対象部位によって利用する技術が異なります。

①腹部全体を施術するケース

コンタクト

両手を腹部両側に、2指～5指は背中側に置きます。親指はおへその高さで腹壁の前面に置きます。

ストロークの方向

・両手を互いの方向にわずかに押します。

・垂直および水平方向に互いにシェイキングします。

・クライアントが重たくないときは、腹部エリアをわずかにリフトできます。

圧と速度

毎分 100 ～ 120 振幅

効果

・動脈と静脈の循環を刺激し、リンパ排出を増加します。胃と腸の運動を刺激することで腸アトニー、便秘、低酸性慢性胃炎に効果が期待されます。

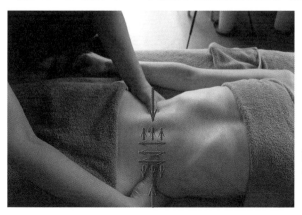

腹部を圧迫しすぎないように気をつけます。

②腹部を局所的に施術するケース

コンタクト

　片手または互いに近づけた両手で施術します。片手か両手による施術かは施術エリアの大きさで決めます。指をわずかに曲げています。手の間にたわみがある状態で施術します。

ストロークの方向

　施術エリアに片手を置き、シェイキングを開始します。常時方向を変化させます。両手の場合、互いに離した状態で両手を同時に引きます。

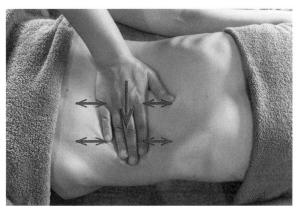

リズミカルな軽い圧を加えています。

胸部

　クライアントが息を吐いている間にのみ施術します。過呼吸を避けるため、クライアントはゆっくりした呼吸パターンが求められます。

ストロークの方向

胸郭の下部から開始し上部区分へ移動します。手を離す毎に次のエリアで施術します。

圧と速度

　より強い圧が必要です。

効果

　痰の排出、気管支の清浄に有効です。

喉頭

コンタクト

　片手の2指～3指を利用し優しく施術します。指を離したり押しつけることはしません。

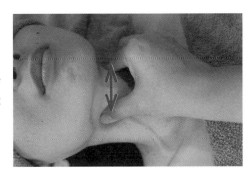

ストロークの方向

　クライアントは仰向け状態で頭を後方にわずかに曲げます。クライアントの口は閉じている、または開いている両方の状態で施術可能です。
　喉頭上部表面に手を置き、親指で片方を、反対側を2指～3指で優しくつかみます。注意深く喉頭を左右に動かし、可動域を確かめます。喉頭を優しく揺らします。1～2分以内の施術です。

効果

　喉頭炎、喉頭性緊張、気管炎、声帯麻痺のケースで効果が期待されます。

鼻

コンタクト

片手の親指と人差し指で鼻を優しくつかみ、左右に揺らします。
指を強く押しつけたり、離すことはしません。

ストロークの方向

鼻の先端部分から開始し、
鼻腔と骨の結合部分へ移動し
ます。2～3分以内の施術です。

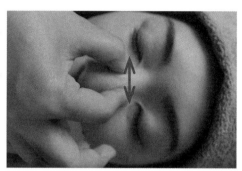

効果

副鼻腔内の圧を減少できま
す。

四肢

マッサージトリートメントの最終部分で施術します。四肢全体または局
所的な施術が可能です。

コンタクト

クライアントの足の遠位部をつかみます。

ストロークの方向

毎分90～100振幅

効果

リズミカルなシェイキングは筋肉に深いリラックスを与えます。

【ロッキング】

特徴

体全体または四肢の中の1本。

コンタクト

体に両手を置き前後に揺らします。施術中に手の位置は変えません。

ストロークの方向

ゆったりとリズミカルな施術が必要です。

効果

中枢神経の鎮静効果があります。

【プッシング】

コンタクト

両手で施術します。

サポートハンドは小指球と尺骨縁です。

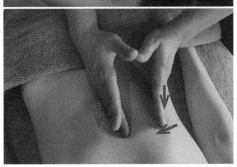

深層の消化器を圧迫しないように気をつけます。
表層の皮膚と皮下組織に対する施術を意識します。

ストロークの方向

・サポートハンドのコンタクトエリアで腹部を軽く押します。

・リードハンドはサポートハンドの横に置きます。

・リードハンドを下に押し、リズミカルにサポートハンドの方向に押します。

効果

胃、小腸の運動性を刺激し、胆汁、胃、脾臓の分泌を増加します。

【ピンチング】

対象

皮膚の最も近いエリアの神経に影響を与えます。

コンタクト

親指と人差し指、または親指と2指～3指を利用します。

ストロークの方向

・指の間の皮膚を素早くつかんで、圧迫し、リフトし、離します。

・毎分130～150振幅です。

・最初の10～15回は皮膚を遠位方向に引っ張り、その後、人差し指で10
　～15秒間ソフトティッシュウを押します。

・次に再度10～15回ピンチングを行い、皮膚を近位方向に引っ張り、人
　差し指で10～15秒間ソフトティッシュウを押します。

・この手順を3～4回繰り返します。

効果

　神経炎、灼熱痛に有効ですが、急性期は禁忌です。クライアントの回復
プログラムが準備されてから始める事が必要です。

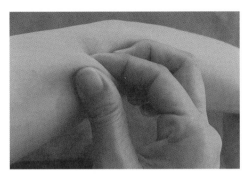

皮膚のたわみを遠位方向に引っ張る

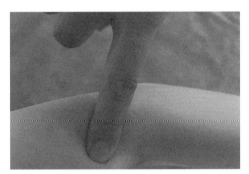

組織を圧迫

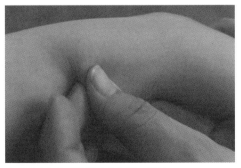

皮膚のたわみを近位方向に引っ張る

Compression (コンプレッション)の技術

コンプレッションの一般的な特徴

1. 圧とは、単位面積当たりの力を意味します。
2. 圧を小さな面積に加えると、広い面積に加えた場合と比較し、より効果が大きくなります。
3. 局所性コンプレッションと虚血性コンプレッションとでは適応と解釈が異なります。
4. 圧はクライアントの痛み分析システムを刺激するので、徐々に増加する必要があります。

コンタクト

　セラピストは自らの手、指のけがを防止することに留意する必要があります。施術ハンドを別の手で支えることもあります。肘を利用する場合もありますが、加える圧の強さと方向のコントロールが難しくなります。

ストロークの方向

　局所的な施術です。手の間、または手と下層の骨との間で、ソフトティッシュウに対して圧を加えます。

圧と速度

　クライアントの痛覚閾値をわずかだけ超える圧を最大レベルとし、それを超えてはなりません。

　もし、その閾値を超えてしまうと、クライアントは防御的緊張を示し、ソフトティッシュウも損傷されてしまいます。このことは過緊張性筋肉疾患のケースでは特に重要です。

　深さは加えた圧の強さに左右されます。90度に近づくほど圧は大きくな

ります。

　圧は一定で加えるまたは徐々に強めます。徐々に強める場合はソフトティッシュウを手で当てたり離したりしながらリズミカルに圧迫します。

タイプ1　局所性コンプレッション

コンタクト

　骨に対して、片手または両手、または両指の間で施術が可能です。

圧と速度

　圧は徐々に加え、圧が望ましいレベルに達したら15 〜 20秒間維持してから解放します。

効果

　痛覚閾値に到達するコンプレッションは骨格筋のリラクゼーション効果があります。

　痛み分析システムを刺激してしまうと、クライアントに警戒心を抱かせてしまうのでクライアントの反応をしっかり観察している事が必要です。

タイプ2　ポンピング

　断続的なコンプレッションです。通常はリンパ節に対して施術します。

コンタクト

　両手を重ね、人工呼吸のようにリンパ節を圧迫し、手を離します。この動作を数回繰り返します。

圧と速度

　圧はマッサージエリアに加えられた後、完全に開放される必要があります。

効果

リンパ排出法の重要な技術で、リンパ流を加速します。

タイプ3　虚血性コンプレッション

コンタクト

掌、親指、2指または3指を利用します。親指は内転しています。

圧と速度

痛覚閾値に到達し、超える必要があります。圧は徐々に増加させます。痛みがある場合は掌全体で強い圧を加え、パッと手を離します。痛みがない場合はゆっくりと離します。

効果

過緊張性筋肉疾患（過筋調、トリガーポイント、筋硬症）に効果が期待されます。

セラピストがクライアントの防御的筋肉緊張に十分な配慮を怠った場合、治療効果は低下し、トリガーポイントは除去されず、単に休眠状態にしてしまう結果となります。

トリガーポイント除去のメカニズム

虚血性コンプレッションにより、トリガーポイント組織に一時的な低酸素状態を起こします。

圧が解放されたあと、反射的血管運動反応が起き、トリガーポイント組織の局所的血管痙攣は血管拡張に変化します。するとトリガーポイント組織内に微小出血が発生し、その結果炎症コントロール機能が働き始めます。微小出血は局部的な代謝を刺激します。

【骨格筋内部のトリガーポイントのケース】
ストロークの方向

痛覚閾値に到達したら、セラピストは動きを停止した状態で同じ圧を維持します。

クライアントがこの感覚に適応し、気持ちよくなったと確認できたら、圧を増し手を止めます。望ましい深さに達したら手を離します。

効果

反射的血管拡張を増加します。

【皮膚トリガーポイントのケース】
ストロークの方向

親指と人差し指または、親指と2指〜3指の間の皮膚のたわみを圧迫して施術します。2指と親指の間の皮膚の強いストレッチングを行います。

Passive Stretching
（パッシブストレッチング）の技術

パッシブストレッチングの一般的な特徴

1. クライアントの筋肉が完全にリラックスした状態で施術します。
2. トリートメントの終わりに施術することが普通です。

効果

1. ゴルジ腱器官受容体を活性化することで、筋肉がさらにリラックスします。
2. 関節周辺の腱と靭帯を真っすぐにします。
3. ソフトティッシュウの伸張性と屈曲性を回復します。
4. 骨格筋内部の血液循環を刺激します。
5. 筋肉内のトリガーポイントを不活性化します。
6. 血管壁の筋調を刺激し血管収縮を引き起こし、圧の解放後に血管拡張をもたらします。
7. 筋肉内の毛細血管の新たな形成を促進します。
8. オーバーストレッチングは筋肉、腱、靭帯を損傷してしまいます。

コンタクト

セラピストはクライアントの体の一部をしっかり掴む事が必要です。
主なコンタクトエリアは掌全体と1指〜3指です。

ストロークの方向

縦方向、四肢の軸に対して、斜めおよび直角方向、筋線維の方向に施術します。

圧と速度

　施術前にソフトティッシュウの伸張性を調べておくことが必要です。関節可動域を調べます。

　潤滑剤は除去しておきます。

セグメントストレッチング

・四肢をストレッチングします。

・ソフトティッシュウ全体が影響を受けます。

・皮膚と結合組織構造が最初にストレッチされ、その後筋肉のストレッチが始まります。

・ストレッチ開始後、セラピストはただちに結合組織構造と筋肉の弾性的な抵抗を感じます。

・さらにゆっくりストレッチングを続けると、ゴルジ腱器官受容体が活性化され、筋肉がリラックスします。

・そのままストレッチングを続けると、セラピストは突然限界を感じます。これ以上進むことは許されません。このレベルを10〜15秒間保ちます。

・もしさらにストレッチングを行う場合は、クライアントの呼気の間にのみ施術可能です。この状態はクライアントの筋肉がリラックスした状態であるからです。

① 四肢の軸に沿ったストレッチング

対象

・より遠位部分の手または足をつかみ、四肢全体をストレッチングします。

・前腕、手首、肘関節などの区分のみの施術も可能です。この場合は、セラ
ピストは両手の間にストレッチされた四肢の軸に沿って、対圧を加える
ことが必要です。

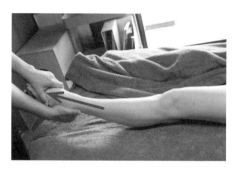

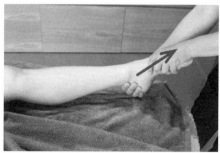

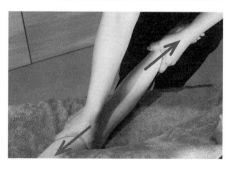

② 可動域を利用したストレッチング

対象

　生理学的な可動域を利用し、ストレッチングされた四肢の位置に変化を
与え、特定の筋肉または筋肉群の遠位または近位の部分を対象にできます。

　手首関節のストレッチングでは、手と指の伸筋のみを施術します。

③ ストレッチングと指のパーカッションの組み合わせ

対象

　ある１つの筋肉群が収縮している間、その拮抗筋はリラックスしていま
す。この反射はストレッチされた筋肉群をさらにリラックスさせるために
利用されます。

ストロークの方向

　クライアントの手をつかみ、ストレッチングを開始します。同時に、手
の屈筋の腱、つまり拮抗筋に対して速いパーカッションを指で行います。

効果

　筋紡錘受容体が活性化され、これらの筋肉がわずかに収縮します。その
結果、施術している筋肉群である手の伸筋にリラクゼーションが起きます。
損傷を与えないよう注意が必
要です。

　クライアントがわずかで
あっても痛みや不快に感じた
場合、直ちに施術をやめます。

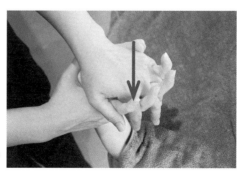

手の屈筋の遠位部分をストレッチ。
下上腕の状態。

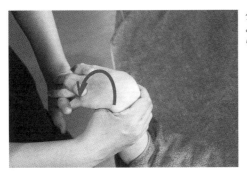

クライアントの手首を曲げすぎない
ように、クライアントに確認しなが
ら施術します。

4 局部的ストレッチング

対象

皮膚、靭帯、関節、骨格筋。

コンタクト

施術前に手の間にたわみを
つくり、ゆっくりとストレッ
チングを開始します。

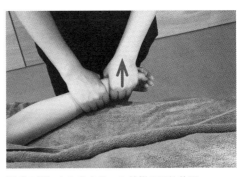

両手の間にたわみを作った状態の開始位置。

ストロークの方向

あらゆる方向に施術可能で
す。

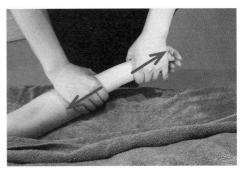

効果

・ソフトティッシュウのすべ
　てのレベルに影響を与えま
　す。
・トリガーポイントに対して
　直接施術できます。

左手のサポートハンドの位置がずれないことが必要
です。サポートハンド側でも引っ張る力を少し加え
ます。

第2部

第3章
コントラインディケーション（禁忌）

コントラインディケーションとは？

　マッサージをしてはいけない、またはマッサージにあたり、医師の指導や許可を得るなどの、細心の注意を払わなくてはいけないコンディションをさします。

　トリートメントの開始前に行うコンサルテーションでは、当日の気になる症状や、可能な限り過去の病歴または遺伝的な体質なども把握することが重要となります。トリートメントを合法的かつ安全に行うため、またクライアント自身の安全のためにも欠かせない重要なことです。

全身的禁忌　General contra indications

- あらゆる急性の症状で、救急医療を必要とするような症状：ぜん息発作、てんかん発作、糖尿病による昏睡状態など
- 発熱時
- 脳障害に関連する麻痺・けいれん状態
- 血友病
- 安定しない高血圧症
- ショック状態
- 出血
- 接触伝染性の病気
- ガン
- 心臓疾患

局所的禁忌　Local contra indications

　局所的に避ければ全体的にはマッサージ可能ですが、可否はあくまでクライアントごとの全体のコンディションによります。医師の許可があるこ

とが望ましいものもあります。

・急性の炎症のある箇所

・部分的な接触伝染性の疾患

・かゆみや不快な症状のある箇所

・やけど、日焼け

・敗血症

・原因が特定されていない瘤

・急性の神経炎

・静脈炎、動脈炎

・静脈瘤

・血栓症

・塞栓症の病歴のある方

・腎臓疾患

・乳腺炎

・外科手術後の6〜9か月間、傷跡

・切り傷や化膿傷、すりむけのある部位

その他　医師の合意が必要な場合

・ぜん息

・硬直のある箇所

・てんかん

・高血圧

・妊婦

・糖尿病

・慢性的な関節炎

　その他、投薬治療中ではないか（抗生物質、筋肉弛緩剤、血液凝固剤、興奮剤など）？　特定のオイルや食物に対するアレルギー反応が過去にないか？　これらは確認することが重要です。

コントラインディケーションは手技別にも差があることに注意が必要です。重要なことは、そのマッサージについて双方で十分に理解がなされているか？　必要な場合にはマッサージを中止する勇気を持ち、または医師への受診をすすめることが必要です。

トリートメント後に考えられる体調の変化

　疲労感、強い眠気、幸福感、達成感、軽い興奮状態、軽い頭痛、排尿・排便の増加、鼻水やおりものなど体液分泌の増加、生理サイクルの変化

クライアントのニーズ・症状に応じたトリートメント

ストレスに対応するマッサージ

　大多数の人がストレスを感じてリラクゼーションを求め、マッサージサロンを訪れます。オフィスでのパソコンワークや運転など、長時間ある一定の姿勢をキープすることが、どれだけ筋肉を緊張させ、痛みを生じて身体をゆがませてしまうか、軽視できません。

　リラクゼーション目的のマッサージではエフルラージュより始め、主にニーディングで筋肉の緊張をほぐします。ストレスにはバックマッサージが特に効果的です。背部筋肉に極度な緊張がある場合は脊椎を走る副交感神経をも圧迫しかねません。

　トリートメントの所要時間はクライアントの都合や予算によります。フルボディマッサージはおよそ90分から120分が目安です。短時間でのマッサージシーケンスを組み立てる際に重要なのは、希望の部位に可能な限りの時間配分をとることです。全体をスムーズに進行し、焦りを感じさせないようにすることで、十分満足できるものになります。

フルボディマッサージ

ハーフボディマッサージ

バックマッサージ

心配症な方への対応 /Apprehensive clients

　特に心配症というわけではなくとも、初めて訪れるマッサージでは誰しも期待と不安を抱くものです。不安の解消にはまずコンサルテーションに十分な時間をとること、トリートメントの内容、手順を理解していただき、着替えの方法やどこに座るか？　どうやって横になるか？など細かな点についてもそのつど事前に知らせます。

好みの香りをゆったりとお部屋で選んだり、プレヒートトリートメントで緊張をほぐしたりするのも効果的です。

男性への対応 /Male massage

一般的に男性は女性より筋肉質で脂肪層が少ないため、女性へのマッサージより強く深くほぐす必要があります。トリートメントの目的にもよりますが、強めのエフルラージュにニーディングやリンギング、ピッキングアップや強めのパーカッションを組み込んで行います。また体毛も多めのため、女性へのボディオイル量の 1.5 倍を目安に準備します。内腿や腹部、ヒップまわりは避けて行います。

衰えた筋肉への対応 /poor muscle tone

加齢、慢性的な運動不足、極端なダイエットによるストレス障害、妊娠出産後……など原因はさまざま考えられます。筋肉の衰えには運動、エクセサイズによって筋力をつけるアドバイスを行います。マッサージではパーカッションの刺激を多く取り入れ、機械的なマッサージを補助的に行うのも効果的です。

筋肉疲労、筋肉痛への対応 /muscular aches and pain

外科的や内科的に問題なくマッサージを受けられる状態であることが前提です。痛みの強い場合にはサウナやスティーム、赤外線療法等でまず痛みのある箇所を温め、さらにマッサージ中も赤外線で温めながら行うなどの工夫をします。

減量目的の方への対応 /weight loss

マッサージで痩せられるというのは残念ながら誤解で、減量は食事とエクセサイズのバランスによって初めて可能となるものです。マッサージはそれらを補完するもの、とりわけダイエット中の心理的なストレスを解消する手助けをするのに有効です。

マッサージではニーディングやパーカッションを多く取り入れ、余分な脂肪のある部位に刺激を与えていきます。

肥満の要因には遺伝的な体質、食事のアンバランス、運動不足、ストレス、甲状腺機能障害などのホルモン障害の場合も考えられるので、医療の範 疇でないか？の見極めは重要です。

セルライトケア /cellulite care

太ももやヒップ、二の腕でみられる皮膚のボコボコ感がセルライトです。組織中の脂肪細胞周辺に老廃物が貯まり、血液やリンパ液の流れを阻害することによってさらに老廃物が貯まるという典型的な悪循環のため、放っておいて改善することはありません。皮膚は厚くかさついてくすみ、冷えやすく、むくみやすいのが特徴です。

【セルライトケアトリートメントのポイントは】

・皮膚および皮下組織を柔らかくする
・組織内の循環をよくして、栄養状態を改善する
・血液やリンパ液循環を促進し、毒素排出プロセスのスピードを速める
・肌コンディションを改善する

根本的な解決には食事療法やエクササイズしかありません。蓄えられた脂肪はカロリーとして消費されない限り体外に排泄される事がないからです。

妊娠中の方への対応 / prenatal & post natal care

ごく自然で体調の安定した妊産婦への適切なマッサージは、母子ともによい効果が期待できるものです。マッサージの体勢、サポートの入れ方、時間配分、ストロークの圧力や香りの選択は重要です。妊娠の経過状況によりますが、妊産婦の個々の状況に応じて最も心地よいものであるようにします。メイクルーム、トリートメントルームやバスルームへの移動の際は転んだり、つまずいたりしないよう、最新の注意を払ってご案内します。

妊娠中の禁忌

妊娠中毒症、高血圧症、浮腫、静脈瘤、その他疑いのある症状。

一般的に妊産婦へのマッサージで注意する点は、エフルラージュを中心としたトリートメントを行い、特に太もも上部、仙骨まわり、デコルテには強い圧力を加えないことです。また子宮を刺激すると考えられるツボへの圧も避けます。

骨粗そう症 /Osteoporosis

加齢やカルシウム不足が原因による骨組織の密度が低くなった状態で、もろく簡単に折れやすくなります。もし重度の骨粗しょう症のクライアントが訪れた場合は、圧力はごく軽めで極端なストレス反応に常に気を配る必要があります。

スウェディッシュマッサージのテクニック

第2部

第4章
シーケンス（各部位の施術例）

シーケンスは自身のセラピーの特徴が現れ、顧客満足度に直結するものです。手技をスムーズに行うため、技術と手のコンタクト箇所、ストロークの方向を暗記していなくてはなりません。同時に、自身が利用する技術とシーケンスを開発する能力を身につけていく必要があります。

ここでご紹介するシーケンスは CIBTAC（232 ページ）推奨のシーケンスを、アーサーアカデミーで独自に改定したものですが、これはあくまでも一例に過ぎません。施術時間、クライアントの要求、状態によってセラピストが自分でくみ上げてください。

それを助けるものとして、各部位の人体図を入れました。コピーして各クライアントに施した手の動きや他の情報を書き加え、カルテの一部にするとよいでしょう。

背中　　ポジション：うつ伏せ　立ち位置：体側左

1. 背中全体をスキンローリングし、触診を行う。

2. 肩から仙骨上部にサウザンドハンド（＊1）でオイリング。

3. 仙骨からスタート。脊柱に沿って、両手でエフルラージュ。肩でT字型に左右に両手開き、脊柱へ戻る。同じT字型エフルラージュを腋窩リンパ節、腸骨リンパ節方向にも行う。3セッションずつ。圧は次第に強めていく。

4. ダブルハンドで仙骨から脊柱ラインを円運動しながら脊柱上部まで上る。S字を描きながら降りてくる。片側ずつ2ライン行う。

5. つなぎのエフルラージュ。

6. 僧帽筋上部を母指と4指を使用して両手で片側ずつ左右交互にリンギング。三角筋をリンギング。

7. 首も下から上へ向かって左右交互にサーキュラーニーディング。

8. 両手同時に頸椎上部をサーキュラーニーディング。

9. 脊椎傍を上から下へ脊柱に沿って両手同時に母指のみを使用してフリクション。

10. 腰から首方向に、移動しながら両手のフリクションで摩擦熱を出す（左右）。

11. 腸骨稜周辺も弱めにフリクションを行う。その後、首に向かってエフルラージュ。

12. クライアントの腕を後ろに回し、肩甲骨の下にサポートを置いた状態にする。そして、肩甲骨周辺のダブルハンドでサーキュラーニーディング。その後、同じ部分をサムニーディング（両指交互に）。

13. 左右交互にディープエフルラージュ。

＊1 サウザンドハンド　オイリングのための技術でストロークは頭部デコルテから腰部に向けて行います。両手を利用しますが、左右の手が互いを追いかけるようにオイルを塗布します。次から次へと手が触れるのでサウザンドの名前がついています。エフルラージュと違い指が極めて軽く皮膚に触れる技術です。

14. 僧帽筋上部から仙骨に向かって円を描きながら、ダブルハンドのサーキュラーニーディングで下っていく。

15. 仙骨部分のアイアニング（アイアニング＝レインフォーストニーディング、ダブルハンドニーディングと同意）。

16. 体側から体軸に向かってディープエフルラージュ（左右2回ずつ）。

17. 仙骨中心部からお尻へ小さい円を描きながらダブルハンドでサーキュラーニーディング。次に大きな円を描きながら同じ動作を行う。

18. 大殿筋エリアのリンギング（左右）。

19. 背中全体をエフルラージュ。

20. 肩から仙骨に向かって脊柱に沿ってサムニーディング（比較的、大きな円を描きながら行う）。

21. 手根に圧をかけながら、左右交互に肩から仙骨に向かってダブルハンドアイアニング。

22. 体側の下から脊柱に向けてスキンローリング（両手で）。左右ポジションを入れ替える。

23. ハッキング。カッピング（左右）。エフルラージュ。

24. ダブルハンドでアイアニング（仙骨上部）

25. 臀部のディープエフルラージュ（2セッション）。

26. 臀部のハッキング。カッピング。ビーティング。パウンディング。エフルラージュ。

27. 脊柱に沿ってヴァイブレーション（腰から頚椎へ移動しながら）。

28. 背中全体のエフルラージュ（2セッション）。

29. 両手で背中のストレッチング。

30. 仙骨をホールドして終了。

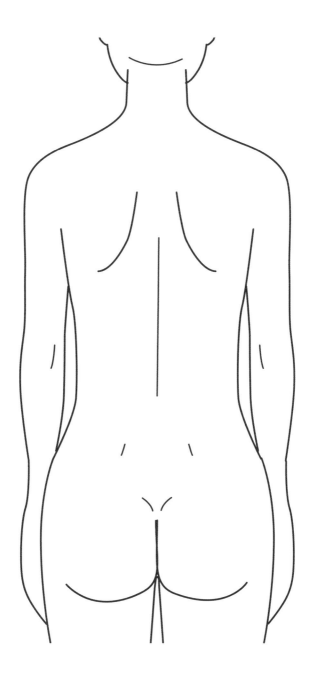

MEMO

首・肩・胸部　ポジション：仰向け　立ち位置：頭部

1. デコルテ全体をオイリング。
2. 鎖骨下～三角筋上部～僧帽筋上部までエフラージュ（2セッション）。
3. 片手で頭をサポートし、クライアントの首を斜めに傾ける。
4. 胸鎖乳突筋から鎖骨のラインをエフルラージュ（左右2セッション）。
5. 胸鎖乳突筋から鎖骨～三角筋上部ラインをサーキュラーニーディングそして、僧帽筋上部へ四指のストロークで戻る（左右2セッション）。
6. 四指を重ね合わせて、頚部下でホールドしたままプルアップ（柔らかいストレッチ）。
7. 三角筋周辺（デコルテも含む）を四指でニーディング。エフルラージュ。
8. 右手は肩下、左手はおでこを押さえて、ホールディングして終了。

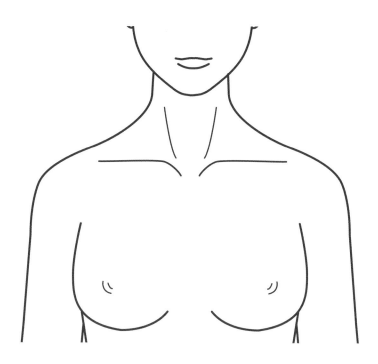

後脚　ポジション：うつ伏せ　立ち位置：体側左、膝頭

1. スキンローリング。オイリング。

2. 脚全体をダブルハンドでディープエフルラージュ。ひざ裏は関節への圧
   力を避けるため、一端両サイドに両手を開く。そして、再びダブルハン
   ドでエフルラージュ。次第に圧を加えながら3回繰り返す。

3. ハムストリングス筋群をディープエフルラージュ（片手ホールド）。

4. 片手で内もものリフティング。もう一方の手は反対側をサポート（2回
   ずつ）。

5. 外もものリフティング。もう一方の手は反対側をサポート（2回ずつ）。

6. ハムストリングス筋群の4指のサーキュラーニーディング。ピッキング
   アップ。エフルラージュ。

7. 両手で下肢と上肢のリンギング（2回ずつ）。

8. ハムストリングス筋群のハッキング。カッピング

9. 両手を蝶の形にして脚全体のエフルラージュ（2回）。

10. ヒフク筋の中心線に沿って、筋肉を割るようにディープティッシュウ
    シューストローク。

11. アキレス腱に沿ってフィンガーニーディング（母指・4指ともに使用）。

12. 下肢、上肢のシェイキング

13. 踵のミルキングとホールディング

14. 反対側の脚にも同じ施術。

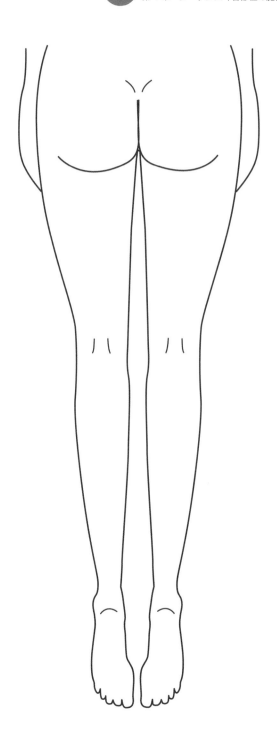

前脚　ポジション：仰向け　立ち位置：体側左、足首

1. スキンローリング。オイリング。

2. 脚全体を両手でエフルラージュ。膝蓋骨周辺は関節に圧が加わらないように両サイドに両手を分ける（2セッション）。

3. 大腿部のディープエフルラージュ（2セッション）。

4. リフティング（内腿は大内筋を意識して。外腿は大腿四頭筋を意識して）。片手は反対側をサポート。エフルラージュ。

5. 脚全体にリンギング（2セッション）。

6. タッピング。カッピング。ビーティング。大腿部エフルラージュ。

7. 膝蓋骨周辺を四指のフィンガーニーディング。サムニーディング。片手サポート（2セッション）。

8. 下肢のディープエフルラージュ（2セッション）。

9. 前頸骨筋のフィンガーニーディング（母指を使用して）。足から膝に向けては両親指でディープストローク。膝から足に向けてはサムニーディング。片手はホールド。

10. 足首下にサポートを置く。4指でアキレス腱のフィンガーニーディング（片手及び両手）。

11. 片手親指で踝周辺のフィンガーニーディング（もう一方の手はホールド）。

12. 足甲を両手交互に4指でサーキュラーニーディング。

13. 両手で足全体を包み込む様にエフルラージュ（踵からつま先方向に）。

14. 中足骨間をサムニーディング。

15. 足甲を4指でサポートした状態で足底のアーチのサムニーディング。足底を親指でシザリング。指の位置をつま先から踵方向へ移動しながら。親指と四指でホールドした状態で圧を加えながら。踵からつま先へ戻る。

16. 前脚全体のエフルラージュ（つま先～大腿部付け根までのロングストローク）。ゆっくりつま先へ戻る（2セッション）。

17. 踵のミルキングとホールディング。

18. 反対側の脚にも同じ施術。

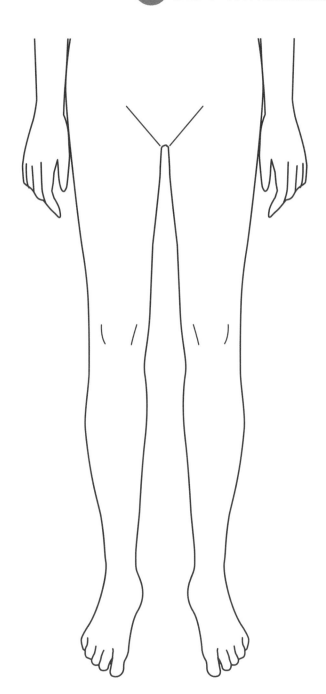

腕　ポジション：仰向け　体側左、腰

1. 前腕をスキンローリング。オイリング。

2. 片手で手首をホールドした状態で、ワンハンドエフルラージュ（2セッション）。

3. 上腕二頭筋から三角筋にかけてディープエフルラージュ（2セッション）。

4. 上腕のピッキングアップ（外側、内側をそれぞれ2回ずつ）。

5. 腕全体のディープエフルラージュ（2回）。

6. クライアントの腕をくの字形にし、肘関節のフィンガーニーディング（2回）。

7. 前腕のワンハンドディープエフルラージュ。

8. 尺骨と橈骨の間のフィンガーニーディング（前腕外側）。同じ箇所をフリクション。

9. 両手で手首のサムニーディング。サムシザリング＊1。手首の内側のサムシザリング。

10. クライアントの手首を固定し、セラピストの手とクライアントの手を組み合わせて前後のストレッチ。手首の回旋。

11. 指骨のサムニーディング（1本ずつ）。ホールドしながらストレッチを加える（1本ずつ）。

12. 手の甲のサムニーディング（中手骨間）。片手ホールド（両手を使用して、セラピストの左右の小指をクライアントの親指、小指にかけても可能）。

13. 掌側にひっくり返して母指球と小指球の間のサムニーディング。

14. 手根を使用して掌をディープストローク（片手はホールド。2セッション）。

15. 前腕全体のエフルラージュ（2セッション）。

16. そのまま両手でクライアントの指先をホールドして、すっと抜く。

17. 反対側の腕にも同じ施術。

＊1サムシザリング　両手の4指を組み合わせた状態で、左右の親指を水平にストロークします。

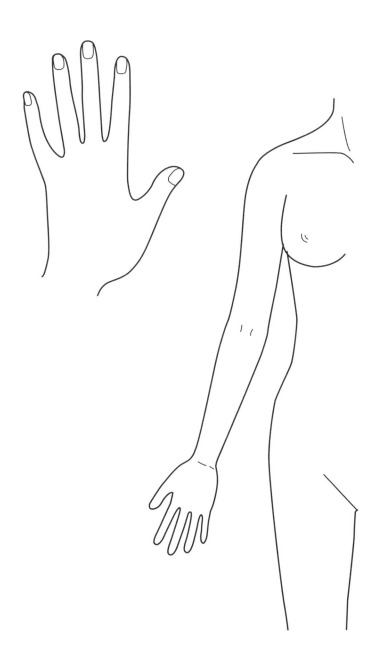

腹部　　ポジション：仰向け　立ち位置：体側左、腰

1. スキンローリング。オイリング。
2. ハート形を描くようにエフルラージュ、中心部に向かって軽くリフティングしながら戻る（2セッション）。
3. 腹部全体の軽いリンギング（2セッション）。
4. 大腸に沿ってダブルハンドストローク。（圧は弱めで。2セッション）。
5. 掌全体を使用して、円を描くように軽いエフルラージュ。
6. みぞおちに両親指を八の字型に置き、クライアントが息を吐くときに、親指を肋骨弓に沿ってスライドさせる（2セッション）。
7. 腹部全体のエフルラージュ。
8. 片手は肋骨下部、もう一方の手は、下腹部に置いて終了。

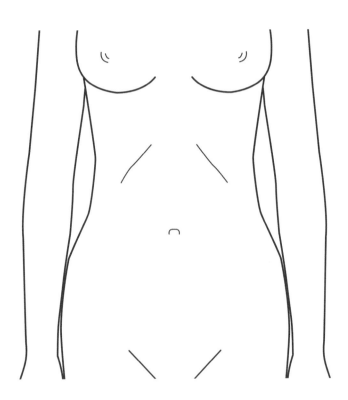

施術の終了

1. 優しい声で施術が終了したことを伝える。

2. クライアントに仰向けになってもらう。

3. クライアントの視線の回復を待ち、覚醒していることを確認する。

4. 不快感、頭痛や腹痛などの痛み、めまいがないことを確認する。

5. 起き上がる準備ができているかを尋ねる。

6. クライアントのガウンとスリッパを用意する。

7. クライアントの背中を支え、ゆっくり上体を起こすのをサポートする。

8. クライアントのガウン着用を手助けし、ベッド上で横向きに降りる準備をする。

9. クライアントを支えながら、ベッドから降りるのを助ける。履物をゆっくり履いていただく。

10. 椅子まで誘導して座っていただき、気分を再度尋ねる。トイレの使用を尋ねる。ペットボトルの水を差し上げる（この後にシャワー利用を入れることは可能）。

11. 20分程度リラックスのための時間を確保する。その間、アフターケア、粧材の利用方法、次回予約などを説明する。

エピローグ

国際標準のセラピストを目指す

　一口に「セラピスト」と表現しても、リラクゼーション産業のみで活躍する場合と、医療チームの一員として働く場合とでは要求される資質に大きな差があります。リラクゼーション産業の場合でも、海外の一流リゾートスパ、高級ホテルスパで勤務するためには、基本的な技術に加え、補完代替医療全般の知識、アジアンセラピーの知識・技術、ハイドロセラピーの知識、アロマセラピーの知識、解剖生理学の基礎知識、病理学の基礎知識、心理学の基礎、ＩＴ技術の基礎、マーケティング能力、日本の中学校程度の英語力、商材の知識、自分をコントロールする自己管理力などが必要です。

　必ずしも国際資格の保有が絶対条件ではありませんが、雇用する側にとっては、どのような国際資格を保有しているのかがわかると、そのセラピストの能力を推量しやすくなります。国際資格は受験時の成績表を送ってきますので、それも雇用側では参考になります。

　現在人気の高い国際資格はＣＩＢＴＡＣ、ＩＴＥＣ、ＩＦＰＡ（いずれも英国で準国家資格）、Remedial Therapy（オーストラリア国家資格）。いずれも学習時間数 1200 時間が標準で、１年間の教育が一般です。

　資格は Level1, Level2, Level3 に分類されていることが多く、前述の1200 時間コースは Level2 に相当します。Level1 はサロン勤務が可能、Level2 は高級ホテルスパ勤務が可能、Level3 はスパディレクターを目指す方に向いています。

日本のセラピーと海外のセラピーの考え方の違い

　日本では中国医学系セラピスト、理学療法士、看護師、作業療法士、心理士、音楽療法士など以外では、セラピストはホテルスパやリラクゼーションサロンで就労する事が一般的です。

　ヨーロッパでは大規模な温浴施設を中心としたデスティネーションスパが市民文化に根づいています。ここでは3週間滞在し、医師の診断を受け、ハイドロセラピー、マッサージセラピー、食事療法を行います。

　アメリカには、高級なリゾートスパ、街中のデイスパ、目的のはっきりしたデスティネーションスパ（目的志向の滞在型スパ）が多くあります。セラピストの就業機会も多く、約40万人のセラピストが勤務する巨大産業となっています。

　一流企業の中には、スパ利用に対する補助金を出したり、全額負担するところもあります。従業員の健康が労働生産性を上げる重要なファクターであると経営側が理解しているからです。

国際標準のサロンセラピストには何が必要か？

　では、国際標準のサロンセラピストに必要なものとはなんでしょうか。世界レベルで活躍できるセラピストを目指す方には、ぜひ備えておいてほしい知識や経験、資質などを以下にあげます。

１．サロンの安全と衛生に必要な知識があること

２．基本６技術をマスターしていること

３．クライアントとの間のコミュニケーション

４．中レベルの解剖・生理学の知識

５．アロマセラピー、リンパドレナージュの知識

６．他の代替医療に関する広い知識

７．アジアの伝統的セラピーに関する広い知識

８．粧材に関する知識

９．消費者保護法に代表される法規

１０．中程度の英会話力

１１．施術前のコンサルテーション

１２．施術後のアフターケアアドヴァイス

１３．サロンレイアウトの基礎

１４．インターネットを利用したマーケティング力

１５．人間の体は一人一人違うことの理解

１６．謙虚であること（自分の技術を自慢しない）

広がる商圏

　スウェディッシュマッサージの技術を修得したセラピストは、自宅サロン、街の小規模サロン、ホテルスパ、健康ランド内のサロン、整体サロンなどで活動しています。

　一方、健康産業に参入する企業、事業者の種類も大きく変化しました。従業員満足度を経営理念の中心に据える経営者も現れました。従業員のために社内に健康施設や小規模スパサロンを備える、従業員が外部でサロントリートメントを受ける際に補助金を提供するなどです。資金調達、良好なキャッシュフローを残す経営手腕と同様に、優秀な従業員の存在が企業の推進力であるとの認識が広がっています。

　コロナ禍が社会に非常に大きなインパクトを与えたことはご存知のとおりです。生活リズムや働き方、消費傾向が大きく変化しました。
自分や家族が居住している生活圏に対する関心が高まり、仲間と小規模な事業を立ち上げることも普通になりました。スウェディッシュマッサージを利用して身近な場所にサロンを開くことも、実現するためのハードルは低くなったように思います。

　このような状況は、地域経済に2次的、3次的な影響を与えるだけでなく、過疎化した商店街、温泉地の再活性化にも役立ちます。その意味で地域行政や商工会、鉄道会社、バス会社、観光産業、地域メディアの支援も得られやすいビジネススタイルであるといえます。進学塾、英会話塾、幼稚園、スポーツクラブとの共同プロジェクトもあり得るでしょう。

地域の活性化とセラピー事業

　地域の産物を自分のサロンの粧材の主役にすることも可能です。それにより、ユニークなトリートメントメニューを開発し、集客効果を高める期待ができるだけでなく、地域全体の注目度や情報発信力が上がります。

　タイ国のバンコック市にあるオリエンタルホテルのスパではパパイヤの果肉を使ったポリッシュトリートメントが大人気です。地元で豊富に採れる果物ですから仕入れ価格も低く、1年中利用可能です。

　以下はアーサーアカデミーが提案する地域産物の利用例です。これらを利用したトリートメントメニューの開発に必要な知識はアーサーアカデミーがご提供できます。ご興味のある方は、ご相談ください。

1　ハーブボール
　果物の果皮、肉桂の樹皮、芳香性のある花卉などを乾燥しハーブボールを作る。

2　スクラブ
　塩、砂糖、米ぬか、藁・竹の葉の燃えかすを利用する。

3　ストーンセラピー（リトセラピー）
　川の河口で10cm大の平たい石（水成岩）を収集する。火山性の玄武岩を平たく研磨し、角には丸みをつける。いずれも前夜にハーブエキスに漬け込んだものを温めてトリートメントに利用する。

4　バスメニュー
　集客力の大きいバラ園、ハーブ園、植物園で廃棄される花弁を乾燥し、サロンのバストリートメントに利用する。

5　特徴を出したサロンメニューのために

　温泉施設で利用されない温泉水をビニールハウスの熱源とし、トロピカルな植物を育成してサロンメニューに利用する。パパイヤ、バナナ、スイカ、イランイラン、ハイビスカス、オーキッド等が利用しやすい。

おわりに

　以前、スパホテルの頂点であるバンヤンツリーの3時間半のトリートメントを受けました。バンコック市内の同社のホテルとプーケットの同社のフラッグシップであるホテルで同じメニューを受けました。

　バンコック市内で私を施術してくれたのは30台半ばのチーフセラピストでエース格でした。プーケットでは40代後半の地元女性で、特に役職のタイトルはありませんでした。

　個人の印象もありますが、結果としては、プーケットの40代の女性の施術をより高く評価しました。全く同じメニューでプロトコル（施術計画）、シーケンス、商材も同じです。

　ではいったい、その差はどこから生まれるのでしょうか？　それは、施術した経験数が豊富であることに理由が隠されていると、そのとき考えました。

　セラピストは、まず経験を積むことが必要です。技術のレベルアップを焦ってはなりません。ましてや、たくさんの資格を保有することが自分のサービスの価値を保証してくれるものでもありません。そのことは、本書を読まれたあなたには、ぜひ肝に銘じていただきたいと思います。

　私は外資系航空会社に勤務中、インドやタイに代表されるアジア諸国、ヨーロッパに仕事で訪れる機会に恵まれ、さまざまな国の伝統療法を体験しました。また、それらの国で300以上の高級ホテルのインスペクション（調査）を行い、ホテル内のスパがどのようなトリートメントサービスを提供しているのかを学ぶことができました。

　そのメニューの中にスウェディッシュマッサージが含まれていたことが、研究の扉を開けてくれました。さまざまな外国の論文を読んでいくう

ちに、「体性—内臓反射」という言葉に出会いました。単に出会ったというよりは、雷に打たれたような衝撃を覚えました。

　マッサージが機械的・物理的な影響を与えることは容易に想像できます。しかし、神経システムにまで影響を与え、自律神経の反射を引き起こすことを知ったとき、霧が晴れて進むべき道がはっきり見えたのです。

　このときからスウェディッシュマッサージの研究が始まりました。その成果を普及することは、私のライフミッションとなったのです。

　ミッションは、コンセプトを「ＡＡＳＲ」という言葉に凝縮しました。これは Anxiety（アンザイエティ　不安）、Anger（アンガー　怒り）、Stress（ストレス）、Relief（リリーフ　解放）を意味しています。

　私のキャリアには、何人かの極めて重要な人たちがいました。土橋告氏は、ホテルスパのサービスを日本で最初に広く知らしめました。彼は国際スパ協会（ＩＳＰＡ）と日本のスパ産業との懸け橋となりました。土橋氏と私は、バンヤンツリー、セントグレゴリースパ、アスパラスパ等のスパブランドのライセンシング事業に、ともに携わりました。

　小野寺満氏は日本で最初に大規模なデイスパ施設を開設しました。原宿、あざみ野、東京ディズニーランドの施設は卓越したコンセプトと高いセラピストの技術レベルで、日本のデイスパサービスの新たなページを開きました。彼はまた、スパセラピスト育成事業を大規模に手掛けた人物でもありました。

　私は小野寺氏が東京の日本橋に開設した、セラピスト育成校の初代学校長を務めました。それは、その後セラピスト育成事業へ私のキャリアが進展するきっかけとなりました。実際、金沢市のエステティシャン養成校で、スウェディッシュマッサージの講義を５年間行うことができました。両校

ともイギリスのＣＩＢＴＡＣ認定校とすることに成功し、それぞれ 100 名
以上のセラピストが卒業しています。

　北山雄彦氏はいつも私の身近にいて、社会人としての素養を教えてくだ
さいました。私のキャリアは自分の努力や力だけで形成されたものではあ
りません。いろいろな方に支えられていました。その恩返しとして、今度
は私が、セラピストの皆さんのお役に立ちたいと願っています。

　本書の誕生は（株）ＢＡＢジャパンの東口社長、企画編集部の福元美月
さんの両氏の存在によって実現しました。お二人は私にとって同志であり、
戦友のような存在です。この紙面をお借りして謝意をお伝えしたいと存じ
ます。そして 20 年間ともに歩いて来てくれたチーフセラピストの今埜久美
子氏は、不可分のビジネスパートナーです。

令和 6 年 1 月
アーサーアカデミー学校長　大村滋

コンサルテーションシート見本

次ページから3ページにわたってあげている項目は、クライアントに対して、施術者が知っておくべき事柄です。これらをおざなりにして施術に入ると、トラブルを招く可能性もあります。

クライアントには、すべての項目に目を通し、記入してもらってください。そうすることで、施術に最適なコンディションであるかどうかがわかり、あなたの施術で、クライアントにより大きな効果や満足を感じていただけるはずです。

このシートの内容は個人情報ですから、決して第3者に見せるものではないと、クライアントに伝えることも重要です。最後にセラピストの署名を入れることも忘れないでください。これはクライアントとセラピストとの間に、信頼関係を築くのにも役に立ちます。

シートは、このままコピーして使っていただいても構いませんし、記入するスペースがもっとあったほうがよいという場合には、この項目をシートに書き移して使うとよいでしょう。

コンサルテーションシート見本

日付

クライアント氏名（性別）

年齢

住所

連絡先

かかりつけ医師、ホームドクター

職業

トリートメントタイプ＆時間

利用商材

アレルギーの有無

コンタクトレンズ使用

ピアス類の使用

宝石類は外しているかの確認

敏感の度合い。刺激に対して過敏な反応を示すか？

妊娠中か？

主な既往症

服用している薬と投薬の理由

姿勢観察

　側方

　前側

　後側

　体重

　身長

体型別

　Ectomorph　外胚葉型、細長型の人

　Mesomorph 中胚葉型の人

　Endomorph 内胚葉型、肥満型の人

筋調

循環

リンパ循環

体液の貯留

ほくろ

以下のトリートメントの経験の有無

UV 露光

レーザー脱毛

ニキビ治療、ほくろ除去

皮膚研磨

現在の状態及びお困りの症状の例

熱

体の可動域の不自由さ

むくみ、浮腫

血友病

瘢痕

癌

ホルモンバランス

発作

閉所恐怖症

糖尿病

癲癇

HIV、AIDS

B 型肝炎

金属針、金属プレートの体内装着

ペースメーカー利用

皮膚疾患

傷跡

心臓の状態

血圧

骨格障害

呼吸不全

静脈瘤

最近外科手術を受けましたか？

切り傷

体液貯留

セルライト

筋調の低下

体内脂肪

アフターケアアドヴァイス

セラピスト署名（サロン名）

日付

※このコンサルテーションシートに記述された内容及び個人情報
の全てに対しては、その保全管理に十分な配慮をし、クライアン
トの同意なくして第3者に開示されることはありません。

大村 滋（おおむら しげる）

アーサーアカデミー代表・学校長。神戸市立外国語大学英米学科卒業後、外資系航空会社に 30 年勤務。その後スパコンサルタントとして活動（セラピスト育成事業、スパブランドライセンシング事業、講演事業）。講演は札幌市、仙台市、金沢市、和倉温泉郷、山中温泉郷、東京都、名古屋市、高山市、奥飛騨温泉郷、長崎市、那覇市で実施。
日本で最初の大規模な国際スパセラピスト育成校コスモプロファカデミージャパンの設立・開校を担当。対日貿易投資交流促進協会の要請で海外スパブランドの導入についてコンサルテーションを実施。スウェディッシュマッサージ普及をライフミッションとし、ＥＢＭ関連の研究を継続している。スウェディッシュマッサージは Mr. Richard Trinidad 氏に、リンパドレナージュとハイドロセラピーは Dr.Reinhard Bergel,Ph.D 氏に学ぶ。本書の撮影、動画は著者によるもの。趣味はテニス、合唱、調理。鎌倉市在住。

アーサーアカデミー
https://www.aasracademy.com

協力：今茔久美子

スウェディッシュマッサージの
教科書

2024 年 2 月 11 日　初版第 1 刷発行

著　者　　大村滋
発行者　　東口敏郎
発行所　　株式会社 BAB ジャパン
　　　　　〒 151-0073 東京都渋谷区笹塚 1-30-11　4・5F
　　　　　TEL　03-3469-0135　　　FAX　03-3469-0162
　　　　　URL　http://www.bab.co.jp/
　　　　　E-mail　shop@bab.co.jp
　　　　　郵便振替　00140-7-116767
印刷・製本　中央精版印刷株式会社

ISBN978-4-8142-0596-7　C2077

イラスト　月山きらら（AGI デザイン）　佐藤末摘（P23、24）
解剖図（39 ページ）川本満
デザイン　石井香里

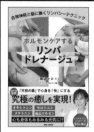
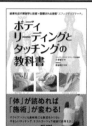
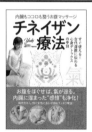
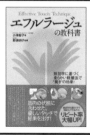
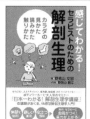

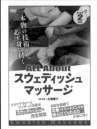
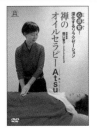
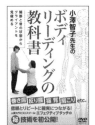
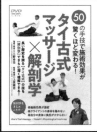
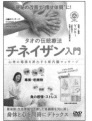

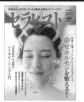 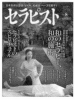 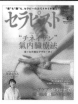

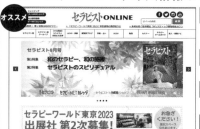